からだは
驚異の
修復装置!

# マコ・川村のタッピングセラピー

川村 昌子

文理閣

# はじめに

この本で紹介するセラピーをタッピングセラピーといいます。

このセラピーは、誰もが持っているからだのエネルギーに働きかけて、その人の自然治癒力を活性化させるものです。

前著『からだは驚異の記憶装置！　タッピングカウンセリング』（二〇一四年、文理閣）ではカウンセリングとしたのですが、専門家の先生方から「治療しているんだからセラピーでしょう」というお言葉をいただきタッピングセラピーとしました。

タッピングセラピーとは、川村アルゴリズム（KALGO《カルゴ》）という順番の決まった、一三個の経絡《けいらく》のツボを、自分でトントンと軽く叩いて（タッピング）いただくだけで、ストレスから体の不調まで様々な問題を軽くするセラピーです。

毎日の生活の中でイラっとしたり、ストレスを感じることはありませんか？
例えば、

お勤め人の場合
・上司が高圧的で怖い。
・後輩の仕事ぶりがだらだらして見ていてイライラする。
・仕事が重なりすぎて、いつ終わるかわからない。

主婦の方なら
・最近の夫の態度にイライラする。
・老親が弱ってきたらしい、会いに行かないといけないだろうか？
・子供が元気がなく、学校に行きたくない様子が心配である。

学生さんなら
・SNSで仲間外れになっている。
・先生が女子をひいきしている。

そのほか、日常生活で高いところが怖いとか、車酔いをする、胃の調子がおかしい、歯が痛い、肩が凝るなどと、いろいろなトラブルを持ちます。こんなとき、この川村アルゴリズム（KALGO）に沿って軽く指一、二本でトントン叩いて（タッピング）みてください。だいぶ楽になるかもしれません。

日常的に、川村アルゴリズム（KALGO）をタッピングしている方は以下のような経験をされています。

私が伺っている母子福祉施設の方々は、ちょっと胃の具合が良くないときは「胃！」と言い、風邪気味なときは「風邪の菌！」と言って川村アルゴリズム（KALGO）をタッピングしておられます。先日など「インフルエンザの菌！」と言いながら子どもにタッピングしていたら、クラスで大流行していたのに、その子だけかからなかったそうです。お隣の方も「へえ、ほんとや。あの子だけかかってないわ」とおっしゃっていました。

その子は以前におねしょやおもらしがありましたが、改善していたのに、新学期で緊張したのか、再び、おもらしが始まってしまったところで、遠足がありました。先生から「パンツの替えを余分に持ってきてください」と言われたそうです。母親は思いついて、「息子の遠足先でのおもらし！」と言いながらタッピングして行かせたところ、全く無事で帰ってきて、おうちでのおもらしもなくなってしまったそうです。「先生、なおってしまったんですか？」と聞かれて、私も「そうかも」と言うしかありませんでした。

ＡＤＨＤ（注意欠陥多動性障害）や複雑性ＰＴＳＤ（心的外傷後ストレス）の治療で有名な、浜松医科大学児童青年期精神医学講座特任教授の杉山登志郎先生は「川村アルゴリズムに登録商標も何もつけないでおいてくださるの、ありがたいです」と言ってくださいます。あるとき、複雑性ＰＴＳＤの治療中、どうしようもなくなったときに、川村アルゴリズム（ＫＡＬＧＯ）を使ったら、それをきっかけとして改善につながっていったと報告してくださいました。

犯罪被害者支援のカウンセリングをしておられる先生は、あまりにも怒りが激しくてカウンセリングに入りにくいときには、まずこのＫＡＬＧＯをタッピングしてもらうと落ち着くので、それからカウンセリングに入るというように、使わせてもらっているると言ってくださいました。

あるお母さんが、資格を取って働きたいと、派遣で働いている仕事をやめ、医薬品販売のできる国家資格の勉強をはじめました。

カウンセリングのときに、どれくらいはかどっているか聞くと、「五割です」とのこと。何がむずかしいのか聞くと理数系が苦手とのことです。

そこで、ヒントとして、「理数系は左脳が良く働くから、左脳を焦点にＫＡＬＧＯをタッピングしてみては」と言いました。次のカウンセリングの日に、

「今なん割？」

「八割です。タッピングを二〇〇ではなく四〇〇ずつやってみました」

次のカウンセリングのとき、

「合格しました。五〇〇人中の二四〇人にはいれました！」

と、某大手スーパーの医療品販売部門に就職しました。

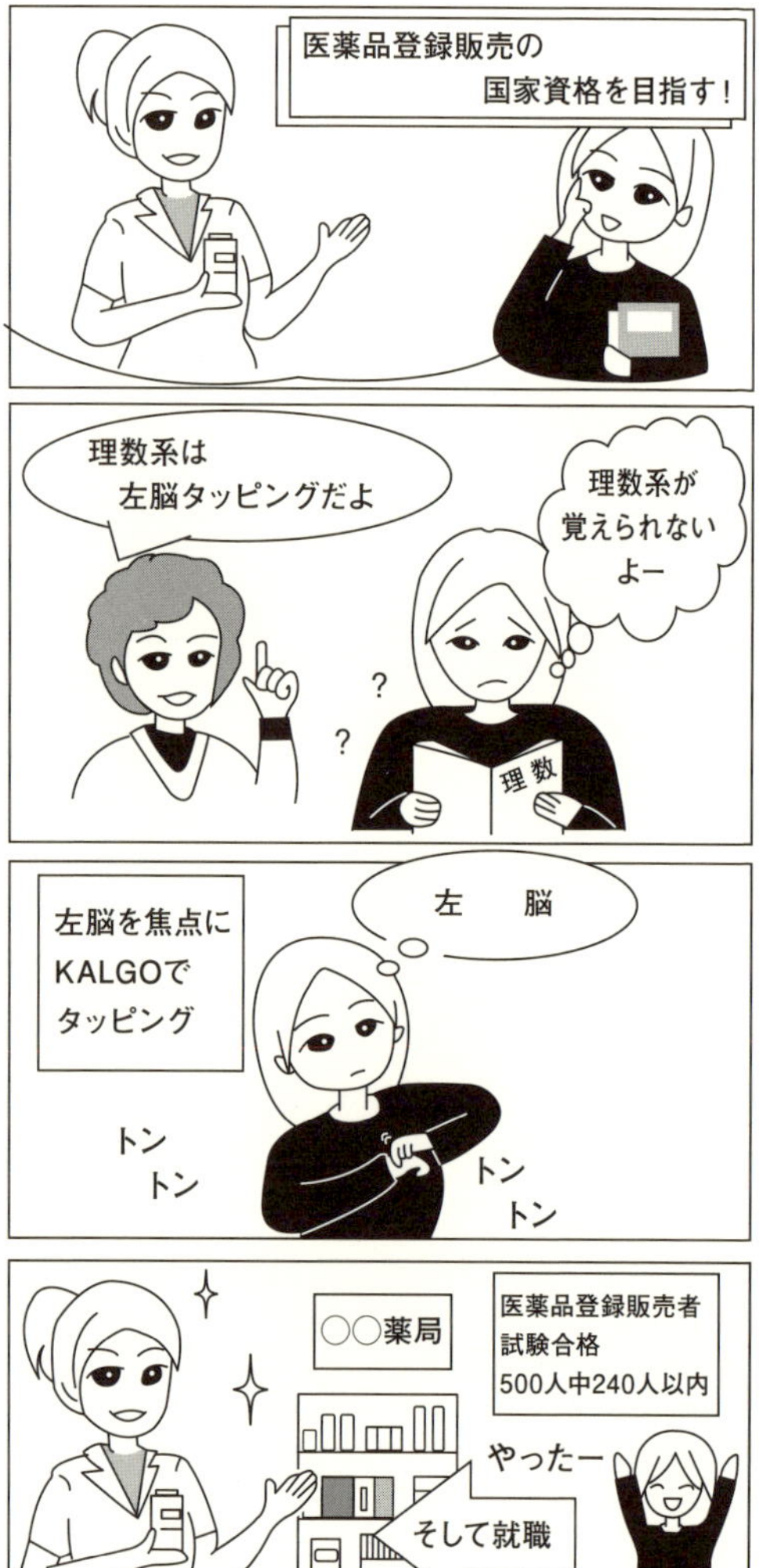

医薬品登録販売の
国家資格を目指す！
理数系は
左脳タッピングだよ
理数系が
覚えられない
よー
理数
左脳を焦点に
KALGOで
タッピング
左　脳
トン
トン
トン
トン
○○薬局
医薬品登録販売者
試験合格
500人中240人以内
やったー
そして就職


上司を思うと吐きそうになるという方がいました。その上司を思うときと、似たような感じになる子どもの頃を思い出してもらうと、「親父《おやじ》です」。そのときの父親をタッピングし終わって、再度上司を思ってもらうと、

「あれ？　もう吐き気しません。気持ちも半分ぐらいになりました」

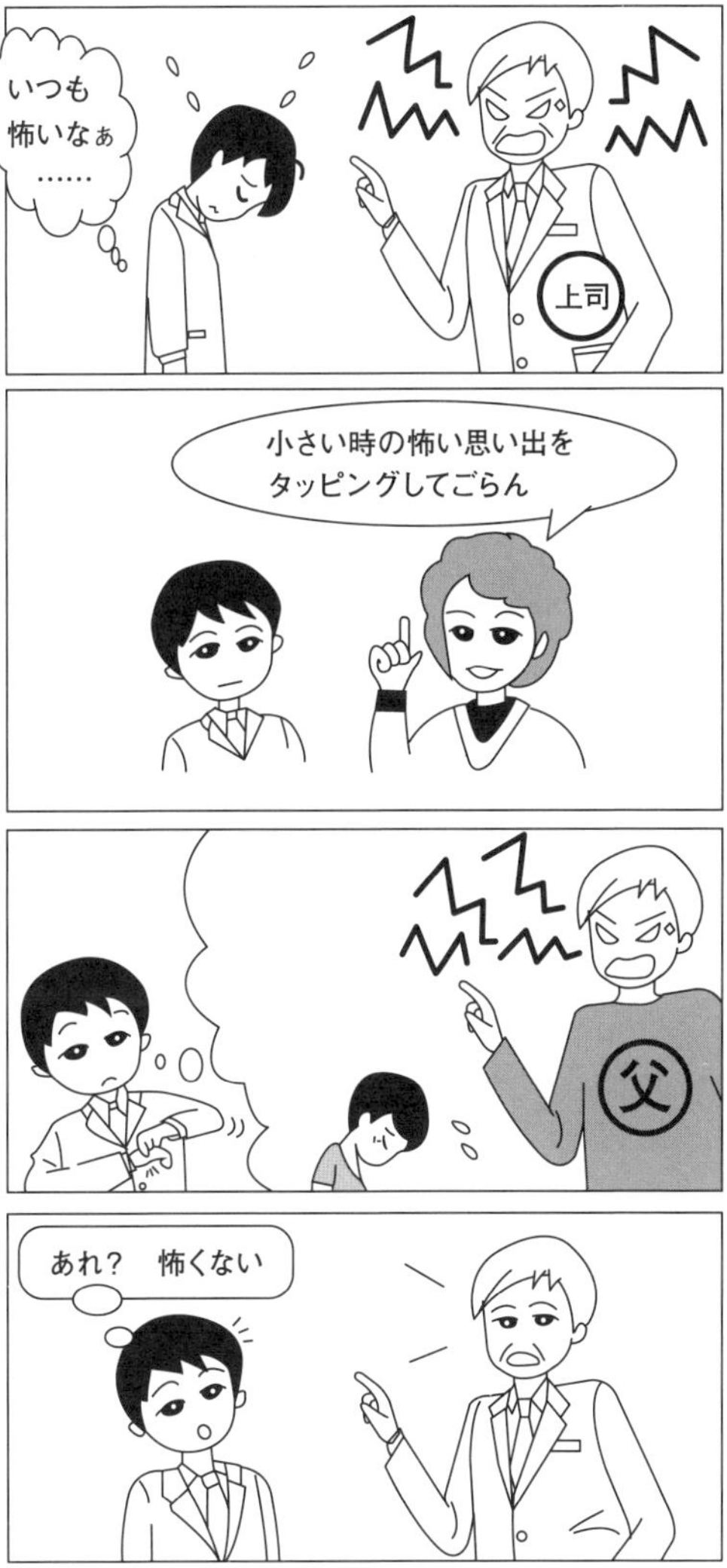
いつも
怖いなぁ
……
上司
小さい時の怖い思い出を
タッピングしてごらん
父
あれ？　怖くない

残り半分の上司へのストレス感をタッピングすると、

「日本晴れです！」

それから何年も元気に通勤しておられます。

それでは、この本でタッピングセラピーについて、ご紹介しましょう。

マコ・川村のタッピングセラピー◉もくじ

## 第5章　性的虐待はありとあらゆる精神の問題を作る――131

# 第6章　発達障害？　脳の未発達はタッピングで発達する

凡例…本文中、「トラウマ」「とらうま」を使い分けています。「トラウマ」は「過酷な記憶」の場合、「とらうま」は川村アルゴリズムの一番目の眉頭の意味で「強いマイナス感情」の場合です。

# 第1章 川村アルゴリズム（KALGO）でストレス解消

第2章 筋肉反射テスト（Applied Kinesiology）で原因を探す

第3章 キャラハン先生と神田橋先生

第4章 一人筋肉反射テスト

第5章 性的虐待はありとあらゆる精神の問題を作る

第6章 発達障害？　脳の未発達はタッピングで発達する

第7章 まとめ

## 1 川村アルゴリズム（KALGO）とは

アメリカの心理学博士であるロジャー・J・キャラハンが心理療法やカウンセリングで治らなかった水恐怖症の女性が、目の下のツボを叩くと治ったことをきっかけに、鍼灸のツボを研究し、ツボを自分でタッピング（軽くトントン叩く）して改善する心理療法を作られました。それはWHO（世界保健機構）が認めている三六〇個の鍼灸のツボから、いろいろな症状の改善に有効な一四個を見つけて作られた、TFT思考場療法（以下、TFT）（注1）です（『TFT思考場療法入門』春秋社、二〇〇一年）。

川村アルゴリズム（KALGO）とは、そのキャラハン先生から習った一四個のツボを、リンパ腫で入院中のある少女の元に三か月通い、効果のあった一三個に私独自に順番を決めてまとめたものです（注2　川村アルゴリズム）。

これを、私は川村アルゴリズム（KALGO）と名付けました。この有効性はキャラハン先生も認めてくださっていました（注3）。そのツボ一三個は、次のイラストのとおりです。そのツボの位置をタッピングしてみましょう（注4）。

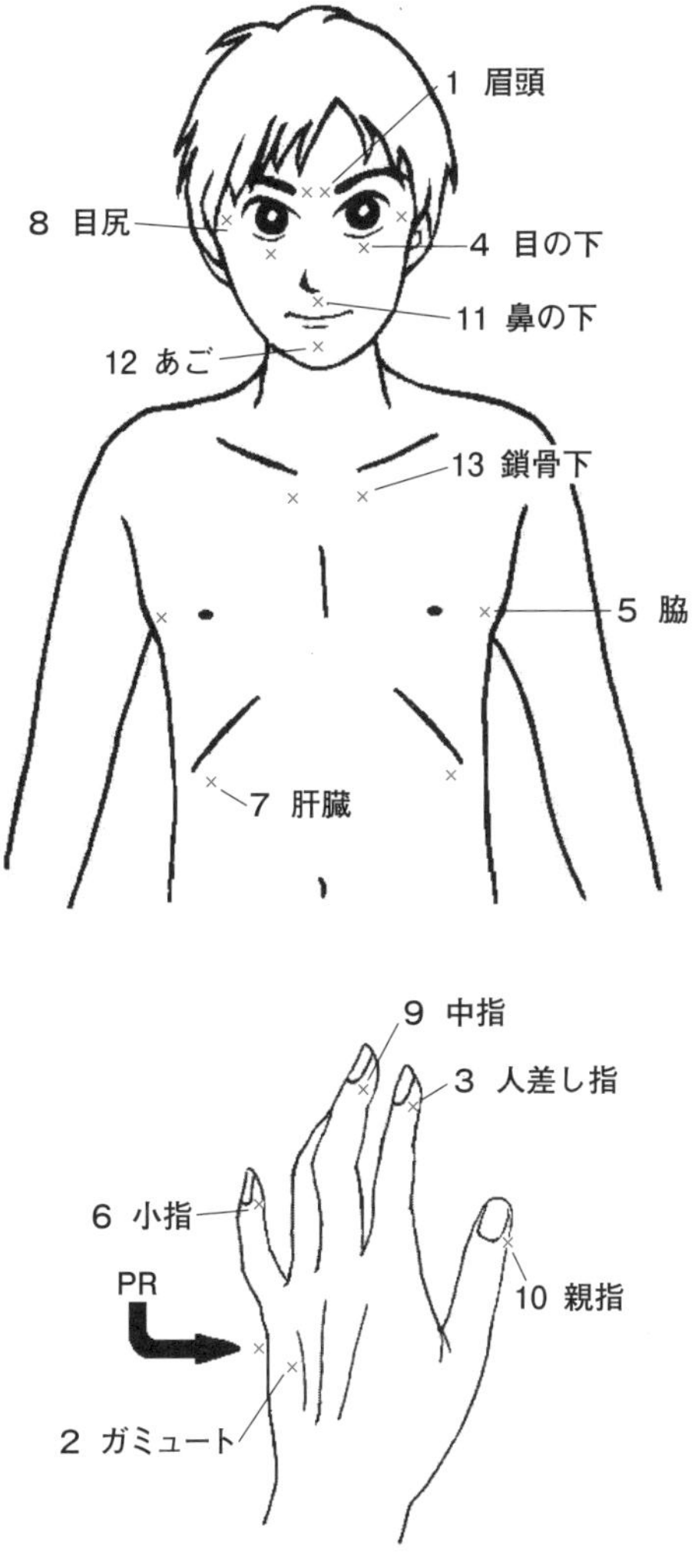
1 眉頭
8 目尻
4 目の下
11 鼻の下
12 あご
13 鎖骨下
5 脇
7 肝臓
9 中指
3 人差し指
6 小指
PR
10 親指
2 ガミュート

タッピングポイント

## 2 川村アルゴリズム（KALGO）の順番と場所

| 順番 | ツボ | 場所 |
|---|---|---|
| 1 | 眉頭 | 眉間寄り眉の端 |
| 2 | ガミュート | 小指と薬指の溝2㎝手首寄り |
| 3 | 人指し指 | 親指がわ側面　爪の生え際 |
| 4 | 目の下 | 黒目の下骨の下 |
| 5 | 脇 | 脇10㎝下　乳首との交点 |
| 6 | 小指 | 中指がわ側面　爪の生え際 |
| 7 | 肝臓 | 乳首の真下　肋骨の下 |
| 8 | 目尻 | 目尻（こめかみではない） |
| 9 | 中指 | 人差し指がわ側面　爪の生え際 |
| 10 | 親指 | 外がわ側面　爪の生え際 |
| 11 | 鼻の下 | 唇の上 |
| 12 | あご | 下唇のすぐ下 |
| 13 | 鎖骨下 | 中央鎖骨の間　ネクタイの結び目が入るくぼみから下に2㎝両横に2㎝くらいのところ |

## 3　タッピングのやり方

二本の指で、ツボを「1　眉頭」から「13　鎖骨下」まで順番に、やさしくトントンと叩いて（タッピング〈20ページ参照〉して）行きます。回数は一〇単位で、一つのツボごとに一回目を「一〇」、二回目を「二〇」、三回目を「三〇」というふうに数えながら一〇回で「一〇〇」、二〇回で「二〇〇」までタッピングして行ってください。結局二〇回体に「一〇回、二〇回、叩いていますよ」とわかってもらうためです。結局二〇回タッピングするだけですが、決して一、二、三、と数えないでください（注5）。

## 4　タッピングの実施

まず、テレビの音や人の喧騒のない、落ち着けるところに行きましょう。電磁波を浴びないように、スマホを体から離し、パソコンの前から離れ、LEDランプや明るい蛍光灯の真下の場所を避けてください。香りの強いもの、たばこや香水なども避けてください。

**A　あなたのエネルギー（気）を正常に回す**

川村アルゴリズム（ＫＡＬＧＯ）は人間の自然治癒力を働かすだけのものですので、気が正常に回っている必要があります。

気が正常に回っていない（逆転している）とＫＡＬＧＯは効きません。「逆転」を正常に戻すために、図のように右手で左胸を時計回り（外回り）に一五回なでながら回転します。逆転直しとして、しばしば必要ですので覚えておいてください。

**B　ここで、自分を改善しようと思うこと、焦点（ＴＦＴでは思考場という）を決めてください**

たとえば、デートで、「観覧車に乗り

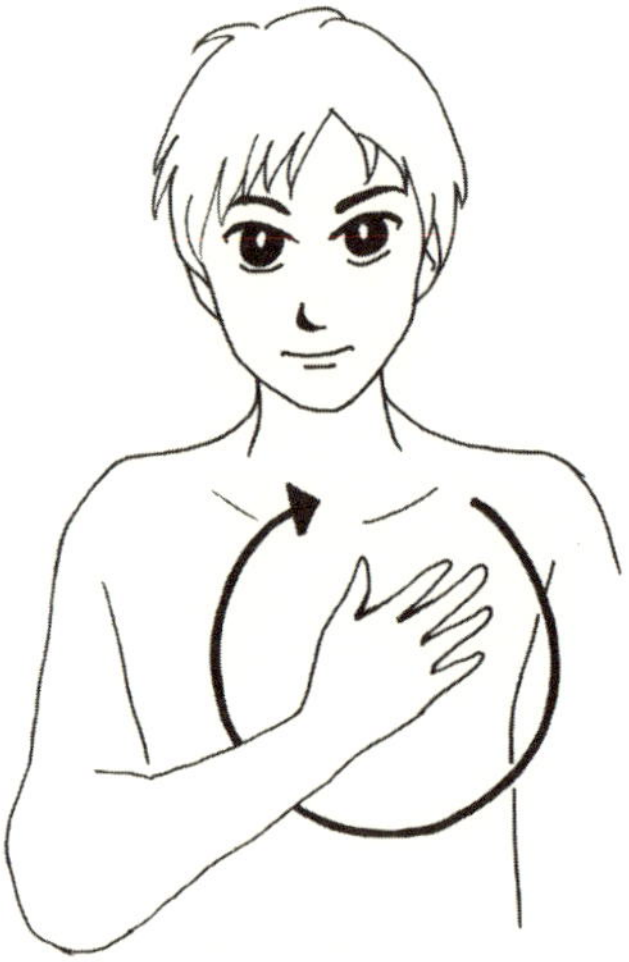

逆転直し

たいね」といわれても、「高い所が苦手」なら、焦点は「観覧車の高い所」です。「後輩の仕事ぶりにイライラする」なら、その「後輩」が焦点です。顔や姿を思い浮かべてください。

高い所の苦手なあなた、観覧車の高い所を想像するとどんな感じですか？　腰が落ち着かない？　足がしっかりしない？　後輩にイライラしているあなた、後輩の顔を思い浮かべるとどんな感じ？　腹が立つ？

### C　嫌さ度合いを数値化しましょう

「もういや！」の段階を10とし、「平気で、どうでもいい」を0とします。あなたの嫌さ数値は今どのくらいですか？　絶対無理「もういや！」の10ですか？「腹立つけど仕方ない」程度で、5としますか？

そんなふうに嫌さの度合をレベル数値として、書き留めておいてください（タッピング後の成果評価の基準に使います）。

## Ｄ　タッピングの実行

では、タッピングをやってみましょう。

自分の抱えている問題、先に説明した「焦点（思考場）」に合わせて、川村アルゴリズム（ＫＡＬＧＯ）の表を参考に、「１ 眉頭」（15ページの「タッピングポイント」図参照）を二本指で一〇、二〇、三〇と数えながら、二〇〇（一周と呼びます）まで優しく下のイラストの方法でタッピングしてください。次に「２ ガミュート」を同じようにタッピングします。１から順次「13 鎖骨下」まで続けます。

目尻や、指やあごの位置を、気持ちを集中してタッピングをしてください。スマホやテレビに気を取られながらでは効きません。

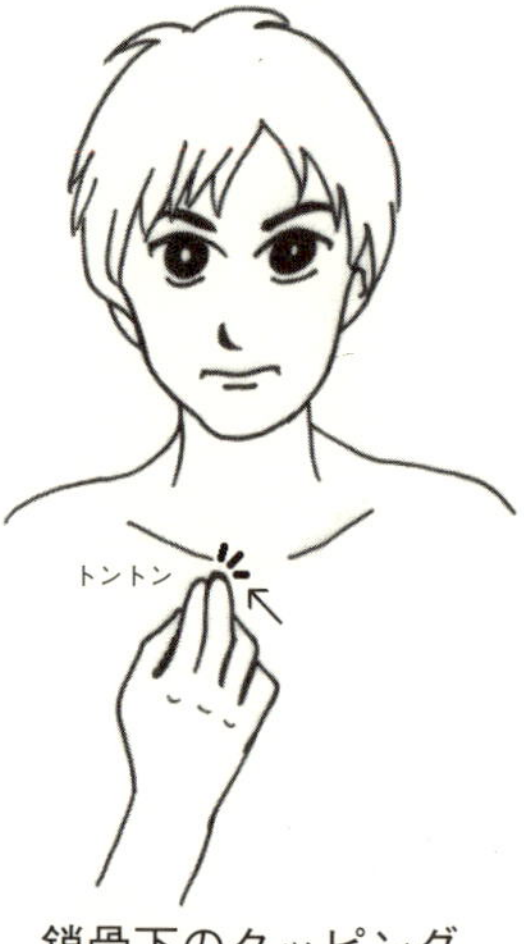

鎖骨下のタッピング

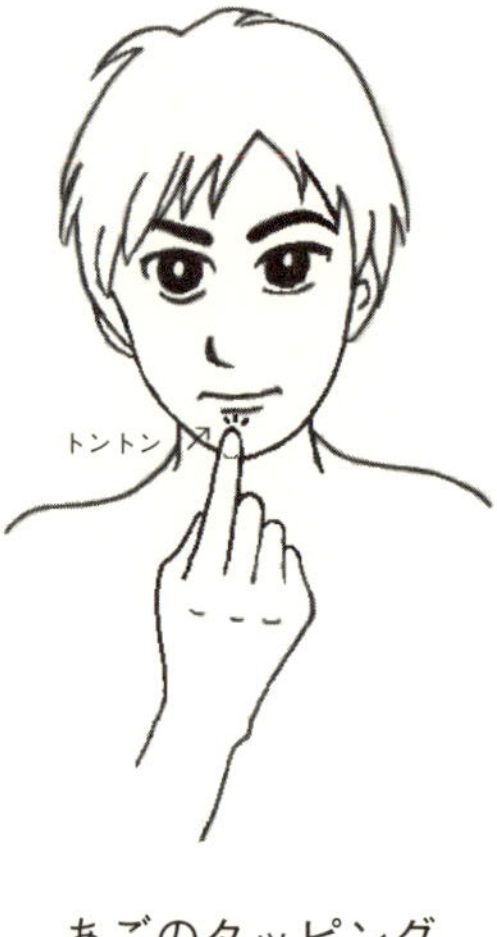

あごのタッピング

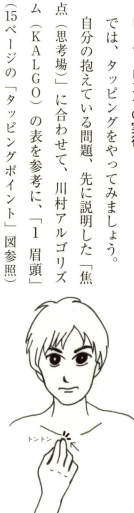

**E　どうですか？　少し楽になりましたか？**

タッピングが終わったら「C」でつけた嫌さ度合いの評価数値と比較して見直してください。

高い所が苦手なあなたの場合、観覧車は嫌だけど足腰はなんともないのではありませんか？　2か1でしょう。後輩にイライラしていたあなたが、別になんとも感じないなら、それは0という評価でしょう。

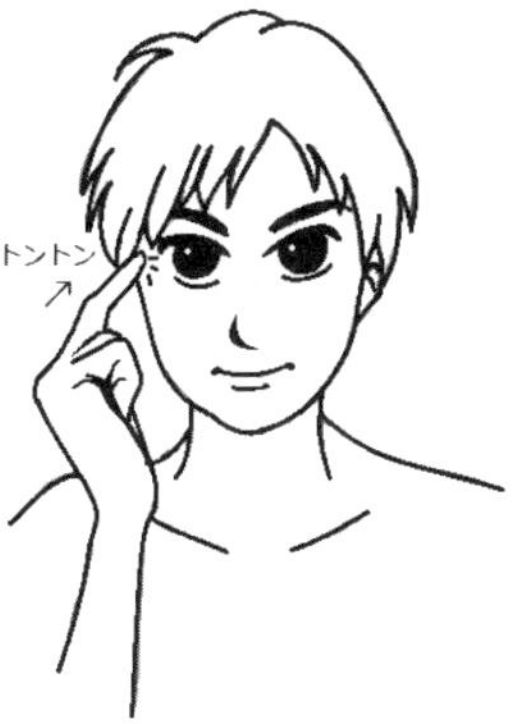

目尻のタッピング

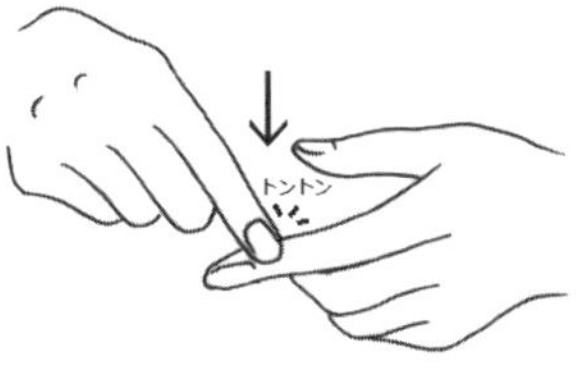

人差し指のタッピング

**F　改善しなかった方へ**

タッピングしても、何の改善もない場合、体に「香りの◯◯」とかをふんだんにつけていませんか？　それも石油化学系でできたものとかつけていませんか？

香水、ヘアケア商品、化粧品、シャンプー、トリートメント、洗剤、柔軟剤、化学性アロマ、体や口に染み付いたたばこの臭いも効果を妨げます。これらの製品の、石油粒子が肺に入り、自然な健康な呼吸を妨げます。その人のエネルギー（気の流れ）を「逆転」させます。逆転については後でも述べます。心当たりのある方は、もう一度、「4 タッピングの実施」（17ページ）からやり直してみてください。

環境を整える。焦点をはっきりさせる。左胸一五回をなでる（逆転を直す、18ページ参照）。川村アルゴリズム（KALGO）のポイントを、順番通りに一〇、二〇、三〇と回数を数えながら二〇〇回で一周するのは同じです。

これをやってくだされば、かなりの改善は得られると思います。いかがでしたか？　自分だけでは改善しなかった方は、第2章の二人またはセラピストによる原因を探る方法に移っていきます。

## 5　改善を妨げる種々の要因

このセラピーは、人間の体を回っている自然エネルギー（気）のルート、東洋医学で言う経絡《けいらく》上に存在する、ツボ（WHOが認めているだけでも三六〇個）のうちの一三個を使って自然治癒力を働かせるものです。エネルギーが正規にルート上を流れていてくれないと効果がでません。残念ながらその流れを乱して、効果を阻止してしまうものがたくさんあります。その乱された状態を「逆転」と呼びます。

このセラピーを成功させるかどうかは、逆転させるものをいかに排除できるかにかかっています。

逆転させるものを、TFTではトキシンと言います。

## ①　トキシンのいろいろ

トキシンとは体のエネルギーを逆転させる

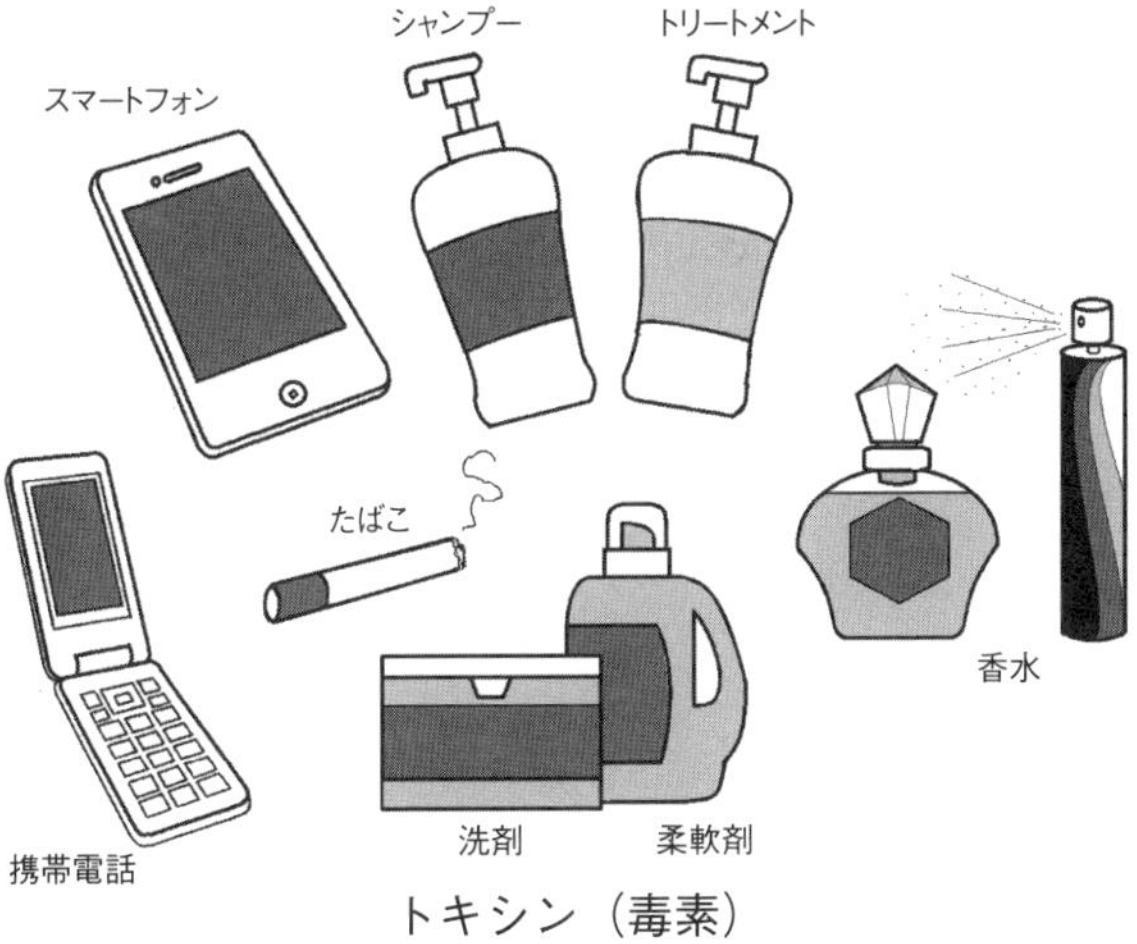

トキシン（毒素）

ことによって、セラピーを効かなくしたり、次章の筋肉反射テストを狂わせたり、せっかく楽になられたクライエントさんの症状を再発させたりする物質（毒素）です。

パソコン、スマホ、ＩＨ、電子レンジ等電磁波を発するもの。蛍光灯、ＬＥＤ照明の真下、オール電化の各製品。たばこ、芳香剤、柔軟剤、化粧品、香水、トリートメント等、アロマでも天然ではない香り（石油系）の強いもの。化学物質、薬品など。

胸にメタル系の装飾のついたＴシャツ。身に着けているものの素材（防腐剤など体に好ましくないものを含む）。

ダイヤモンド、プラチナ、真珠以外の天然石には逆転させるものがあります（水晶やヒスイに多い）。私は、邪気を感じる天然石のブレスレットをつけている方にひやっとします。

その方の体が嫌がっている飲食物、主にその方の好物で過剰摂取しているもの（コーヒー、砂糖、小麦等、個人による）等。体内に人工骨、金属、インプラント等人工物が入っている方は、タッピング効果が部分的だったり、またはないこともあります（注6）。

## ②強い香りを吸着

以前は香りに対してては、マスクをしてもらっていましたが、現在は、水道水の塩素などを吸着して水をおいしくするという（株）サカキＬ＆Ｅワイズ（tel 0598-39-8181三重県多気郡）の麦飯石《ばくはんせき》で掃除をしています。香水や高級化粧品で強い匂いのする頭や顔、首を麦飯石を入れた小袋でなでるのです。柔軟剤や洗剤に邪魔されているときもそれでなでると、吸着してくれます（注７）。

先日、ストッキングをはいた足に静電気でスカートがまとわりついて困っておられた方に、いつも携帯している麦飯石でスカートをなでると、まとわりつかなくなりました。「ひやあ！　どしたん？」と驚いていました。

麦飯石はたばこの匂い、柔軟剤や体に良くない香り、農薬や添加物まで吸着してくれているようです。

本当に嫌で嫌でたまらない人を思うと体は逆転します。そんなとき、ＴＦＴでは掌の横、タッピングポイントのＰＲ（空手チョップをするときの場所）を一五回タッピングします。イラスト（15ページ）の太い矢印の所です。私は、その場合でも左胸を右手で外回りに一五回なでて（18ページ「逆転直し」）いただいています。

### ③ 電磁波を防いでくれるシール

電磁波防護のとても効果の高いありがたいシールを、フェイスブック上に「カラーコピーでプリントアウトしてどうぞお使いください」と載せてくださった、波動の勉強をなさっているらしい方がいます。載せてくださったシールをプリントアウトしてありがたく使わせていただいています（注8）。

一応プリントアウトしたものを注8に載せますが、そのホームページから探していただくとよいでしょう。

何枚でもコピーできますので、クライエントさんや知り合いの人たちに差し上げたり、スマホや携帯に挟んだり、文房具店などで葉書サイズの簡易ラミネートをして、パソコンやテレビのまえにおいています。「気」のわかる方や筋肉反射テストのできる方は、その効果がすぐわかると思います。

使い方は、メタル模様と数字部分を裏表になるように折り、メタル模様を電磁波の発生する方に向け、数字が自分の方を向いているようにセットします。ただしこれは、純粋に電磁波カットだけです。麦飯石のように、添加物や農薬を吸着したりはしてくれません。

### ④ 飲食物のトキシン

飲食物のトキシンは、セラピーのときに邪魔をするというより、せっかく改善した症状を再発させることの方が多いようです。

パニック発作で心臓がバクバクして辛いので、予約の日を早めてほしいと来られた女性がいました。五歳のときの、目の前で起きた火事のトラウマを取って、「スキップしたい気持ち！」と帰られてすぐ、再発したと連絡してこられました。帰ってから食べたものをお聞きすると、五目そば、ポッキー、うどんなどでした。結局その方にとっては、小麦がトキシンだったのです。

キャラハン先生もそうでしたが、小麦はなににでも使われているので、なかなか避けるのは大変です。しかし、特定されたら二か月はその食品からは離れるしかないようです（注9）。

以前、自分でうどんを打つというくらい麺の好きなフォーク歌手の方のトキシンが小麦でした。彼は覚悟を決めて、おにぎりをもって地方巡業に回っていました。今はもう彼は小麦製品を食べてもビールを飲んでも昔の嫌な思い出は戻りません（注9参照）。

## ⑤ 化学薬品

私は化学物質や薬品について懐疑的です。

私自身は、医師から出された複数の風邪薬で全身に薬疹が出た経験があります。そのときは、窒息して意識不明になり、白血球が異常に減少して無菌室に入り、激痛に悩みました。一か月後に回復した後、以前には全くなかった、金属アレルギーがおこるようになりました。また、市販の風邪薬を飲むと、見事に失神してしまいます。

夫は、脳梗塞の後、医師から「抗凝血薬バイアスピリン」、「中性脂肪を下げるベザスターＳＲ」を処方されていました（ベザスターＳＲの使用上注意は「抗凝血薬を投与中の患者」「副作用：筋肉痛、尿酸の上昇」がある）。この副作用に対して「尿酸生成を抑えるフェブリク錠」を加えて処方されました。このフェブリク錠の副作用は「痛風関節炎、関節痛、四肢痛」等々で、「これらの副作用が認められた場合、減量、投与中止など適切な処置を行う」ようにと書いてありました。夫にもこの症状がでましたが、処方され続け、全身の痛みで歩くことも寝返りを打つのも不自由になりました。そうすると、医師は薬を中止するのではなく、痛み止めを出すにとどまりました。そして、「リューマチかな？」と総合病院に紹介されました。

その総合病院で「リューマチ性多発筋痛症」と診断され、ステロイド剤を処方されそうになりました。ステロイド剤を断ったら「あなたは、これからはもうこの病院（Ｋ総合病院）では診ることができません」といわれました。

ベザスターＳＲには添加物としてヒプロメロースが、フェブリク錠にも添加物のヒプロメロースが含まれているようです。この二つの薬の副作用「筋肉痛、尿酸の上昇、痛風関節炎、関節痛、四肢痛」等々は夫の筋痛症の発症と関係はなかったのでしょうか?

そこで、医者と薬を全部断って、川村アルゴリズム(KALGO)によるタッピングと糖質制限食だけを始めました。高槻市(大阪府)の松本漢方科のホームページで、リューマチの元は化学物質(薬品も化学物質)とストレス(直前に鼠径ヘルニアの三回目の手術をしている)、痛みはヘルペスウィルスと自分の自然治癒力が戦っている姿だと知り、ヘルペスウィルスを焦点(思考場)にしてタッピングを始めました。あっという間に、痛みは半減半減を続け、九か月後には、指揮者として男声コーラスグループ一〇人を率いて、ハンガリー、クロアチアを訪問して、クロアチアの第二の国歌といわれる「ウボイ」を歌って回るところまで回復しました(クロアチアのTVに紹介され、YouTubeにも挙がっています)。

それから四年たちます。ただし、残念なことに左手親指の腱のダメージが回復しないのか、ピアノやバイオリン、コントラバスはいいのですが、ギターのように強く親指を使うような楽器は痛くて、我慢して無理をしなければ弾けなくなっています。

化学薬品ではいろいろなことがおこります。

ある不登校の女子中学生は、根源となっていた父親のトラウマの形状記憶をタッピングでクリアにし、晴れ晴れと帰って行きました。ところが、その晩、精神科から処方されていた抗不安薬を飲んで「学校が怖い」が再発して泣いていたそうです。翌朝トキシン（抗不安薬）を抜く深呼吸をしてもらうと回復しました。

ある大企業にお勤めの男性が、パワハラで鬱《うつ》になり、産業医から紹介されたＭ精神科医に、ジアゼパム錠５㎎、アメル１錠、フルニトラゼパム錠２㎎、レスミット錠２、３錠を五か月処方されていました。会社のパワハラは解決したのに、具合が悪いとおっしゃるのです。とにかくトラウマを処理し、元気になられました。お薬を少しずつ減らしていただくことを担当のＭ医師に伝えるようお勧めしました。

すると、こともあろうに一種類は全量、もう一種類は一気に三分の二の量を減らされたので、彼の体がフリーズ（硬直）状態になってしまいました。急に減らしたせいかと聞いたら、「そんなことはない」と言われたということでした。とにかく、痙攣《けいれん》を解きました。それから、もう一度フリーズを解くことになりました。ご本人は「不思議なんだよな、タッピングで痙攣が止まるんだよな」。そんな問題ではないのです。M医師にその後、残りを一気に減らすと言われないように、自分でほんの微量ずつ減らして、大丈夫になってから伝えるようおすすめしました。

看護学校の一年生一学期に習う、向精神薬の減薬の常識もない精神科の医師がいるのに仰天しました。しかもこの方、精神保健指定医です。私も産業カウンセラーですので、会社の産業医に実情を知らせるようにお伝えしたのですが、それはできていないようです。近隣にある、もう一か所のOクリニックは初診まで二か月待ちということもあるのでしょうが、その会社の産業医から、今までに一〇〇人近くがこのM医師に紹介されているそうです。

長年にわたり引きこもりになっている方がありました。そもそもは、発達障害によるパニックを統合失調症と診断され、薬漬けになって、断薬したり、入院したりといろいろあった方です。未発達の脳を少し発達させ、長年の数々のトラウマを掃除することで、少しすっきりしてこられました。

私「これで前に進めますね」ＣＬ「無理です」
私「なぜ？」ＣＬ「体が悪い」
私「どこが？」ＣＬ「頭が痛い」
頭の痛い原因を知るため、これまで服用した薬をチェックすると、インヴェガ、フルニトラゼパム、リボトニール、コントミンが反応します。そこで、この四薬のために脳と神経に残っている後遺症をチェックしました。そして反応した薬の後遺場所をタッピングすると頭痛は消えました。どこにどの薬が残っていたかは190ページの表のとおりです。

## ⑥逆転直しでちょっといい話？

テレビで抜け毛の話題がありました。毛が薄くなるのは、頭皮の下にある毛包幹細《もうほうかんさい》胞《ぼう》という毛髪の赤ちゃんが、毛母細胞になるはずなのに、その用意がされないうちに、上の毛髪が抜けてしまい、なくなっていくのだという話でした。そこで思いついたのが、地肌の薄い場所を見つけて「毛包幹細胞」と言って「逆転直し」のために左胸一五回転（18ページ）をしてみたらどうなるかと、自分や、四五年以上続けている夫の散髪のときなどにせっせとやってみました。結果は？　我が家については年相応に回復しました。薄毛の方は試してごらんになってもいいのでは？

注1　ＴＦＴ思考場療法＝Thought（思考）Field（場）Therapy（療法）
東洋医学では、主に一四経絡（気＝エネルギーの道）が体を回っており、そのどこかに不具合があったとき、症状もでるし、従ってそれを解消することもできるという考え方です。その経絡上にはＷＨＯ（世界保健機構）が認めただけでも三六〇個のツボがあります。ＴＦＴの創始者キャラハン博士は、その一四経絡から一個ずつツボを選び、効果のある療法を開発されました。今考えている場所・思考場（焦点）にツボのタッピング（刺激）が効くという療法です。

注2　二〇〇四年、リンパ腫で入院していたある若い女性のもとに、毎週のようにタッピングに通っていました。すると、抗がん剤投与を受けていても「川村さあ～ん」と元気にイキイキ廊下の向こうから飛んでこられます。幹細胞の抽出、輸血の回数等は他の方より回復が早く退院されました。タッピングが影響したのではと思い、彼女の所に通った一二回分を

まとめ、ＫＡＬＧＯのツボの順番を決めました。その後、他の方々の結果からもその順番の効果が高いことがわかり、一三にまとまりました。

注３　キャラハン先生にこの順番をお送りすると、
Thank you very much for sending me your development. Congratulations to you. I have reason to believe it is authentic which I will explain another time.
「あなたの進化を送ってくれてありがとう。おめでとう。これが本物だと思える理由があるけれど、またの機会に説明するね」
というお返事を頂きました。残念ながらご説明をいただけないまま、先生は天国に召されてしまいました。

注４　キャラハン先生の見つけられたポイントには掌の横、空手チョップをするときに使うあたりにＰＲ（Psychorogical Reversal　心理的逆転）という場所がありますが、私は使っていません。ポイント図に、体の左右両方にポイントがあるのは、経絡は左右対称に走っているからです。従って、タッピングをするときも、左右どちらをたたいてもいいそうです。

注５　以前、一〇〇回必要な方の口元をみていると「一〇、二〇、三〇、四〇、五〇…」ではなく「一、二、三、四、五…」と言いながらタッピングしているように見えました。そこで、残りの必要回数をチェックすると「残り九五」と出ました。体のエネルギーは口に出され

た通りにしか回ってなかったのです。

注6　キャラハン先生のトキシンは小麦でした。金属等、生体の気の通り道が邪魔をされる、電子レンジの中の金属がショートするのと同様でしょうか。

注7　私独自のチェックによるものなので、製造販売している会社自身もご存じないかもしれません。インターネットからはYahoo!ショッピングで。株式会社サカキL&Eワイズです。

注8　https://ameblo.jp/katakurakojurou/entry-11625335174.html

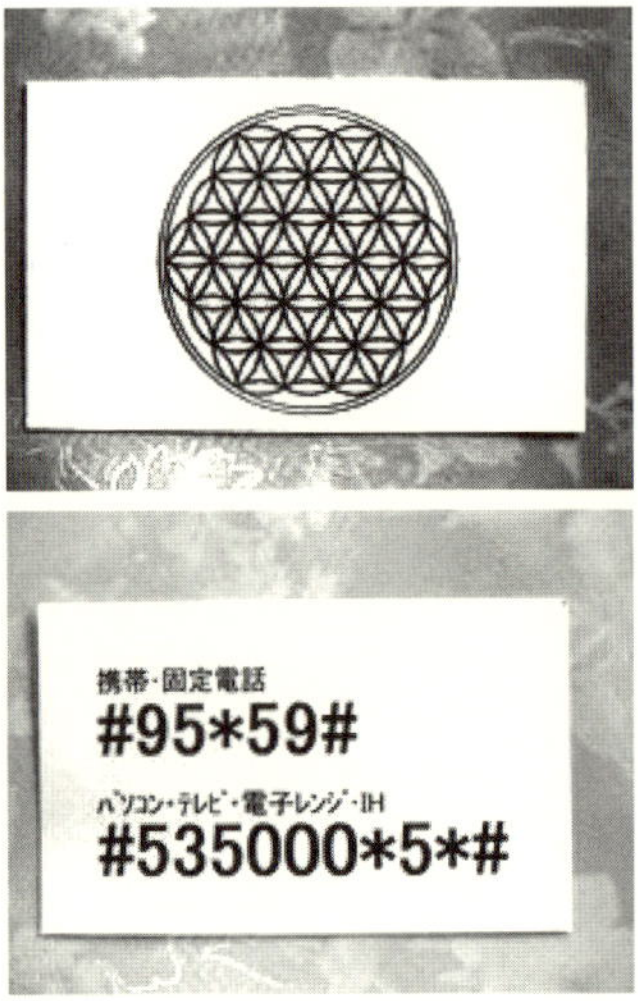
携帯・固定電話
#95*59#
パソコン・テレビ・電子レンジ・IH
#535000*5*#
使用するときはカラーでコピーする。

注9　ＴＦＴでは「体にある、その食品の免疫の樽が一杯になってあふれている状態なので、二か月待つと空間ができる」と習いました。

第1章　川村アルゴリズム（KALGO）でストレス解消

# 第2章　筋肉反射テスト（Applied Kinesiology）で原因を探す

第3章　キャラハン先生と神田橋先生

第4章　一人筋肉反射テスト

第5章　性的虐待はありとあらゆる精神の問題を作る

第6章　発達障害？　脳の未発達はタッピングで発達する

第7章　まとめ

ここからは、精神科の医師や臨床心理士、セラピストなど専門家の方々が中心の話になります。ただし一般の方でもこれができればとても便利です。

筋肉反射テスト（Applied Kinesiology）は頭文字を取って、「ＡＫ」ともいわれますが、アメリカのカイロプラクター、ジョージ・グッドハートが見つけた方法です。これがなければ、世界で二〇〇以上と言われるエネルギーセラピーは生まれなかったといわれています。

人間の筋肉は、同じ筋肉であっても、体や心の状態で、弱くなったり強くなったりします。

詳しくは、キネシオロジストの齋藤慶太氏が漫画『筋肉反射テストが誰でもできる！　1からわかるキネシオロジー』（ＢＡＢジャパン）で分かりやすく説明されています。

第1章で説明したエネルギーが逆転していない限り、私で言えば「私は女です」というと、私の腕の筋肉は「イエス」と強くなり、「私は男です」というと筋肉が弱くなります。ＮＨＫテレビ番組の「人体」で、山中伸弥先生とタモリさんが詳しく見せてくださったように、体は、脳だけでなく、各臓器も筋肉や骨、細胞の一つ一つまで全部が記憶と伝達能力を持っています。その自分の身体に気持ちを持っていき、教えてもらうのです。コンピューターと同じで、イエスかノーかの二者択一しかありませんから簡単です。

## テストの仕方

テストのやり方は、いろいろありますが、私はＴＦＴやタッチフォーヘルスで習ってきたものを使いました。

まず、クライエントとセラピストが向かい合います。

クライエントは体をリラックスして、腕を斜め前か横に伸ばします。

クライエントと専門家、どちらがエネルギーの逆転を起こしていても正しく反応しませんので、二人とも左胸を右手で時計回り一五回（18ページの逆転直し）をやりましょう。

そこから、問題について筋肉に、イエス、ノーで教えてもらいます。

受ける方は力比べではありませんので、腕を下に押されても支えられる程度にしっかり維持してください。セラピストは中程度の一定の力で、相手の方の腕を下に押してみてください。

クライエントに「私は、（男、女）です」を言ってもらい、正しくイエス（自分の「性」で腕をしっかり強く支えたまま）、ノー（自分の「性」ではないものに筋肉が弱って腕が下がる）と反応する。さらに、「私は健康になりたい」でイエス（腕はキープ）、「病気になりたい」ではノー（腕は下がる）となれば準備完了です。

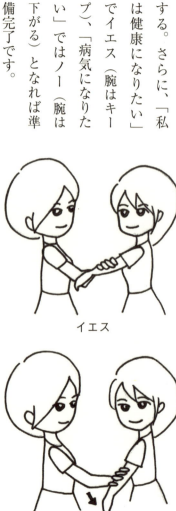

イエス

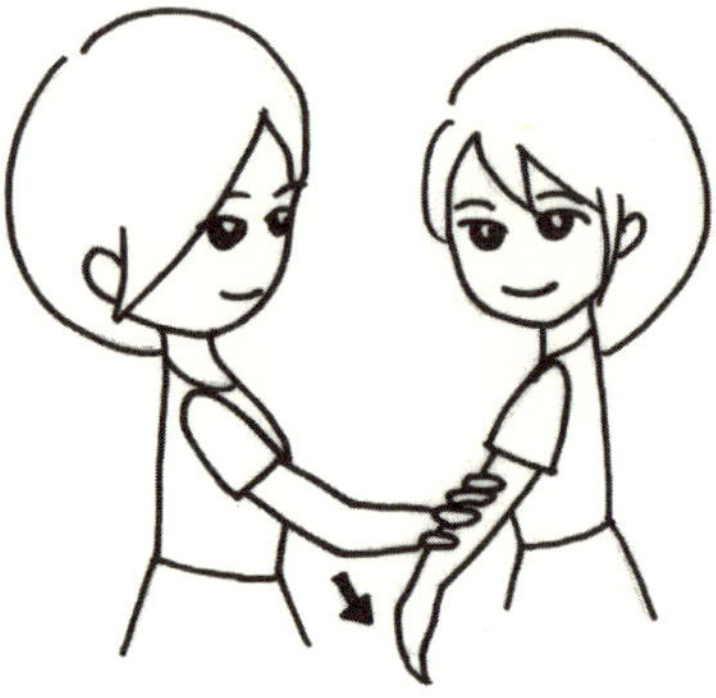

ノー

第1章で、電磁波はエネルギーを逆転させるので、セラピーが邪魔されると言いました。試しにスマホをオンにしたまま手にもって「私は健康になりたい」と言ってみてください。腕は弱りノーと下がります。今度は同じく「私は病気になりたい」と言ってみてください。腕はイエスと強くなりキープします。ですから、四六時中スマホを手に持っていることは、体に「病気になりたい。病気になりたい」と言い聞かせていることになり、風邪も治りにくく、落ち込んでいるときはますます落ち込んだ気分になるのです。

この時点で、自分の性ではない方で腕の筋肉が弱り、手が下がると「さっき（本来の性）より力を入れたでしょう?」という方が出てきますが、自分で一定の力で押しているセラピストは自分を信じましょう。

男の方で、「こんな非科学的なもの信じられるか」と、顔を真っ赤にして力いっぱい抵抗なさる方がときどきいらっしゃいます。「そんなに力まないで、普通に支えてください」というと、「あんたがいっぱい力を入れてるからだ！」と受け付けてくださらないことがあります。こういう場合は、セラピーそのものを拒否しておられるのですから、ご縁がなかったと思うしかありません。

高いところが苦手で、観覧車が怖いという場合、川村アルゴリズム（ＫＡＬＧＯ）を使ってタッピングした後で、高いところに行ってみたけど、変化がなかったという場合を考えてみましょう。ここで、セラピストがどうあなたを探索していくか、ここがセラピストの腕の見せどころです。

まず、コンピューターのように、イエス・ノーで検討しましょう。

「怖さを感じる高いところをイメージしてください」と言うと、腕がしっかりした。これは「イエス」です。問題に焦点が合ったということです。

「高いところが怖いのは元の原因がある」……腕がしっかりした　イエス

「いつ頃、何歳かな、三歳から下?」……腕が下がる　ノー

「四歳?」……腕が下がる　ノー

「五歳?」……腕がしっかりした　イエス

「五歳のころ、高いところで何か怖い思いをしたことありませんか?」

「そう言われてみれば、自分で木のてっぺんまで登って、気持ちよく眺めていたけ

れど、降りるときに、怖くなって降りられなくなりました。親が探しに来てくれるまで怖かったです」……腕がしっかりした　イエス

この出来事が原因であることに、間違いなしです。

「そのときのことを思い浮かべてください、今どんな気分ですか？」

「足元がぐらぐらして腰が落ち着きません」

「その気持ちを数字で書いておいてください。タッピングの後で変化があったか、なかったか確認するための基準になります。ではチェックしますね」

眉頭必要？……腕がしっかりした　イエス

叩く回数五〇回？……腕がしっかりした　イエス

一〇〇回？……腕がしっかりした　イエス

一五〇回？……腕が下がる　ノー

「眉頭を二本指で一〇、二〇、三〇というように一〇〇回タッピングしてください」

ガミュート必要？……腕が下がる　ノー

人差し指？……ノー

目の下？　……　ノー
脇？　……　腕がしっかりした　イエス
一〇〇回？　……　腕がしっかりした　イエス
一五〇回？　……　腕がしっかりした　イエス
二〇〇回？　……　腕がしっかりした　イエス
二五〇回？　……　腕が下がる　ノー
「脇の一〇cm下、乳首との交点を一〇、二〇、三〇というように二〇〇回タッピングしてください」
小指？　……　腕が下がる　ノー
肝臓？　……　腕が下がる　ノー
目尻？　……　腕が下がる　ノー
中指？　……　腕がしっかりした　イエス
五〇回？　……　イエス
一〇〇回？　……　イエス

一五〇回？　……　ノー

「中指の親指側の爪の生え際を一〇〇回タッピングしてください」

親指？　……　腕が下がる　ノー

鼻の下？　……　腕が下がる　ノー

あご？　……　腕がしっかりした　イエス

五〇回？　……　イエス

一〇〇回？　……　ノー

「あごを五〇回タッピングしてください」

鎖骨？　……　腕がしっかりした　イエス

五〇回？　……　イエス

一〇〇回？　……　イエス

一五〇回？　……　ノー　（鎖骨下のポイントを一〇〇回タッピングしてください）

「今、木の上の自分を思い出してどうですか？」

「今は平気です」

「じゃ、観覧車に乗っている自分をイメージしてください。腰が落ち着きませんか?」

「今はなんともない感じですが、高いところへ行ってみないとわかりません」

「もう大丈夫ですので、高層階のシースルーのエレベーターなど、お帰りにどこか高いところへ行って確かめてみてください」


ＡＫ筋肉反射テストを使ったセラピーはこういう流れになります。

私が回数を五〇回から始めたり、一〇〇回から始めたりするのは、その方の症状が軽いか重いか、重篤さ加減によって決めています。

本人が自分の体と向き合って問題をしっかり見つめていること、施療者側がカウンセリングをしながら、原因をはっきりさせることができること、これらがとても大切になります。

また筋肉反射を確実に感じるために、施療者は日々感覚を磨き練習を行う必要があります。これがよくわからなかったり苦手だと、折角の能力を生かせない方もいらっしゃいます。

頑張ってください。

原因を見つけることの大切さはこういうことでもわかります。

小学四年生にもなっているのに、歯医者でパニックになって大暴れをした子がいました。聞いてみると、初めてのことには苦手が多いとのこと。

そこで、「初めてのことが苦手な元の原因」とその子に言ってもらい、ゼロ歳から初めて、イエス、ノーをチェックしていくと「三歳」と出ました。

母親に尋ねたところ、三歳で初めて予防注射を受けたのですが、そのとき、とても嫌がったので「これをしないと腕がなくなってしまうよ！」と医師に脅かされたそうです。その話に筋肉反射がイエスと強く働きました。これです。原因は！

そこで、イエスと反応したツボ、眉頭・小指・目尻・中指・あご・鎖骨の必要な回数をイエス、ノーで特定して、タッピングしました。次の受診では大暴れすることもなく、「これなら、あと二本の虫歯もいけるね」と歯科医に言われたと母親から報告がありました。

また、モノに触ったときの筋肉反射で、体にいいものか、そうでないものかを知ることができます。このときも、自分の体が逆転していて正常でないと、イエス、ノーが反対に出ますから、「逆転直し」（18ページ参照）が必要です。

私はスーパーなどで、商品をチェックするときはＬＥＤランプの下や、蛍光灯の真下は避けています。「農薬は害にならない程度か？」「原料は遺伝子組み換えか？」「放射能が残っているか？」等です。

精神科の医師や、薬剤師の方で、「Ｏ《オー》リング」といって、処方を確認する方法があります。患者さんの片手の親指と人差し指で輪を（Ｏリング）作ってもらい、残りの手のひらに薬を置いて、施療者が自分の指でＯリングを押し広げます。そのとき患者のリング（人差し指と親指）がしっかり引っ張り合って離れなければ、その薬は患者に合っている。リングが離れてしまえば、合わないというのをされる方も多いようです。

また、左右の人差し指と親指で作るＯリングを鎖のようにかみ合わせ、自分で両手を引っ張りっこして、強くて離れなければイエス、指が弱って離れてしまえばノーという方法もあるようです。これもエネルギーが逆転していれば反対にでます。

精神科の名医、神田橋條治先生は、患者に薬を握らせ、その人に合うかどうかを診られます。多分、Ｏリングのような方法をお使いなのかな？　とは思うのですが、お聞きしたことはありません。

この方法は、施療者（または、相手をしてくれる人）がいないとできないので、一人でできる方法については、神田橋條治先生が、ご自分の著書『改訂　精神科養生のコツ』（岩崎学術出版社）の中で、いくつかご自分の工夫をイラストで分かりやすく書いておられます。参考になさってください。

一人で筋肉反射テストができると便利です。以前、生活協同組合の共同購入で申し込んだシーフードミックスが放射能で汚染されていることに気づきました。ただのおばさんの私が言っても信じてもらえないと思ったので、「このシーフードミックス、放射能の検査はしましたか？」と質問を出しました。翌日返ってきた返事は「この商品に関しては、放射能の検査はしていません」でした。やはり、生協は正直です。ちゃんと調べてくれました。もちろん商品は返品しました。

第1章にあげた農薬や電磁波を吸着してくれる麦飯石を、私は二〇年ほど前から重宝して使っています。実はセシウムも吸着してくれるので、東日本大震災の数か月後、福島へボランティアに行くとき、これをもっていきました。少量を小袋に入れ放射能のついているものの上をすっと走らせるのです。水をきれいにするには何時間も置いておかないといけないので諦めました。

農薬もこれですっと表面を撫でると取れてくれます。これを使わないで一度、市場で買ったニンジンをチェックしました。まずしっかり洗いました。農薬は取れません。次に皮を剥ぎました。農薬は取れません。次に1㎝の輪切りにカットし茹でました。やっと農薬は人体に無害な程度になりましたが、栄養もなくなり意味がありません。私は麦飯石を通しても農薬の消えないものは買わないことにしています。

この筋肉反射テストができるようになると、いろいろなことを解消できるようになります。

ただし、パニックや性的虐待、親から受けた複雑性トラウマなどは、全身を深く広く検査して、形状記憶のようになっている全身のトラウマをとらないと終わりませんので、いちいちクライエントさんの腕を押しているわけにはいきません。二人とも疲れ果ててしまいます。

そこで、ここから先、くわしくは、後の第4章で説明します。

ここからは、自分の身体を回っている「気」を感じられる方、例えば気功太極拳を習っておられる方、野口整体（公益社団法人「整体協会」心と体のつながりを解明し、自己能力の開発を目指す整体法）を習っておられる方、霊気（創始者臼井甕男が戦争中に弾圧され、戦後外国から逆輸入された。英国では保険も効く）を習った方など気の鍛錬をしている方でないとすぐにはできないと思います。その方法については第4章で説明しますが、これさえできれば本当にいろいろなことで、みなさんのお役に立つことができます。

特に、脳の未発達を発達させるメニューを見つけていくときなどは、これができなければむずかしいと思います。

どちらにしても、自分の身体とエネルギー、「気」を日々見つめてより敏感にしていく、練習または修業が欠かせないと思います。

## タッピングセラピーのツボの意味

実は、このセラピーのツボには意味があります。

次ページの表は、ＴＦＴで習ったものと、一七年間の私の経験から確信した意味をプラスしたものです。適応の所に「川村」とあるのが私独自の感じている意味です。

第1章で、自分や子どもの調子が悪いときに、タッピングを応用して効果を上げている母親の工夫をあげましたが、彼女もこの意味を十分考えて、自分で脇、目尻、鎖骨下など、そのときに応じてタッピングを使いまわしています。彼女の応用力には脱帽です。

部分的にツボを応用する場合も、必ずツボは次の表の上位から下位へ、また最後は必ず鎖骨下で終わるようにしてください。感情の処理をするときには、わかりやすいと思います。

### 川村アルゴリズム（KALGO）のツボの意味（15ページのタッピングポイント参照）

| 順番 | ツボ | 意味 | 適応 | |
|---|---|---|---|---|
| 1 | 眉頭 | とらうま（強いマイナス感情） | | カタカナのトラウマ（過酷な体験の記憶）と区別 |
| 2 | ガミュート | 身体的とらうま 体の痛み、凝り | 川村 Gamut（全領域） | 日本にTFTを導入された高崎先生による |
| 3 | 人差し指 | 罪悪感、いじめられ | いじめは川村 | |
| 4 | 目の下 | 不安 | | |
| 5 | 脇 | 恐怖、びくびくひやひや | 川村 | |
| 6 | 小指 | いらいら | | |
| 7 | 肝臓 | 怒り | 川村 | |
| 8 | 目尻 | 激怒 | | |
| 9 | 中指 | 悲しみ、辛さ | 川村 | |
| 10 | 親指 | 親、保護者への切なさ 情けなさ | 川村 | |
| 11 | 鼻の下 | 当惑 | | |
| 12 | あご | 恥 | | |
| 13 | 鎖骨下 | 孤独、寂しさ | 川村 | |

第1章 川村アルゴリズム(KALGO)でストレス解消

第2章 筋肉反射テスト（Applied Kinesiology）で原因を探す

# 第3章 キャラハン先生と神田橋先生

第4章 一人筋肉反射テスト

第5章 性的虐待はありとあらゆる精神の問題を作る

第6章 発達障害？　脳の未発達はタッピングで発達する

第7章 まとめ

## 1 Roger J. Callahan 先生

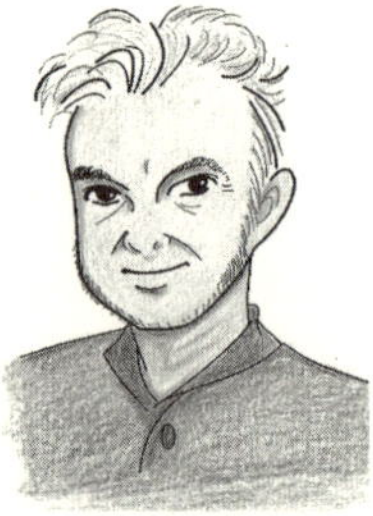

関西カウンセリングセンターでの勉強も最終段階に入り、実習室で自分が対応したカウンセリングのスーパーバイズ（助言監督）を受けていた頃、「犯罪被害者のためのボランティアカウンセリング」の研修を受ける機会がありました。

その頃、犯罪被害者の会には、神戸連続児童殺傷事件、付属池田小学校事件、大学生の一人息子を暴力団に生き埋めにされたなど、過酷な事件の被害者の方ばかりがいらっしゃいました。私は過酷なお話を伺うだけで、二、三日体調が悪くなるので、お話を伺うカウンセリングには向かない人間だということがわかりました。そのとき、スーパーバイザーから「こんな本が出ている」とロジャー・キャラハン著『ＴＦＴ思考場療法入門』（春秋社、二〇〇一年）を紹介されました。

お話を伺わなくても、辛いことを頭に思っていただき（思考場）、キャラハンが見つけた一四個のツボをタッピングする（一、二本の指の腹でトントンと軽く叩く）だけで、その辛いことは軽くなるというのです。「これしかない！」と確信し、「ＴＦＴアルゴリズム」という初級の講習を受けました。幸いにもその後すぐ、キャラハン先生が来日され、中級のＴＦＴ診断レベルを直接先生から教えていただくことができました。

ＴＦＴ（Thought Field Therapy　思考場療法）の創始者、一九二五年生まれの心理学博士のキャラハン先生は、現在のＴＦＴ思考場療法の形を完成されましたが、二〇一三年一一月、八八歳でお亡くなりになりました。伝統的な心理療法を続けておられたときは裕福でいらしたのに、ＴＦＴをなさってからは治癒率が高すぎて治ってしまうため、患者が続かなくて、破産なさったこともあるそうです。

## キャラハン先生から教えられたこと

### １　一四個のツボで各経絡を網羅できることを発見

東洋医学の中心経絡《けいらく》一四本から、各一本につき、その経絡を通すことのできる一個のツボを見つけられました。ＷＨＯが認めているだけでも三六〇個もあるツボの中から、わずか一四個のツボで各経絡を網羅できるのです。

身体の病気のための経絡のツボが心理療法に応用され、軽く指先でトントンと叩いて経絡を刺激するのはシンプルで便利です。

世間に出回っている、心理的にツボを応用する「何々タッピング」というのは、ほとんどキャラハン先生のこれからいただいておられます。現に、私がＴＦＴのトレーナーだったときに講習を受けに来られた方で、今は何冊も本を出されて名を知られた方も、一部これをつかっておられます。

## 2　気（エネルギー）の流れの逆転は心理的なものにもある

気の流れが正常に流れていないと、自然治癒力は働きません。トキシンといって、体の具合が悪くなる状況を作るある物質が電磁波や化学物質などに多いのです。さらにとても苦手な人を思っても「逆転」するということを見つけ、心理療法にも応用されたことが成功率を飛躍的に高めています。このトキシンが治癒効果を邪魔することが多いため、トキシンの特定が大切になります。

キャラハン先生ご自身に、小麦やお酢など、たくさんのトキシンがおありだったので、食事に行かれると、しょっちゅうチェックをしておられました。

一般的には例えば、電磁波、タバコ、香料、化学物質などがトキシンです。特に石油製品に具合の悪いものが多いようです。

こういった物質が本人の自然治癒力を邪魔することも多いのですが、正常に流れていた気（エネルギー）が、心理的にとても苦手な人を思い浮かべた途端、「逆転」してしまうことがあります。順調にトラウマが取れていっているタッピング中に、突然バックしたり、ツボが増えたりと変な動きをするときは、クライエントが思考場に置いていているその人（家族・職場や学校の関係者）に対して心理的「逆転」を起こしています（考えるのも嫌！　ということでしょう）。

## 3　「七秒治療」というトキシン抜きの深呼吸法

おでこと後頭部に両手を当てて、深呼吸の息を「吸うときに挟む？」のか「吐くときに挟む?」のかを、筋肉反射テストで身体に聞きます。両手で頭を挟むとき、テストで「イエス」と出たほう（息を吸うか・吐くか）で行い、「ノー」のときに手を離します。わずか七秒で行えるトキシン抜きです。入った微小アレルギー物質や有害物質の除去にある程度の効果があります。突然湿疹が出た直後などはとても便利です。

私の夫が庭の手入れをしていたときのこと、「わあ！　かゆい、かゆい！」と顔や手を真っ赤にして駆け込んできました。毒虫にかぶれたようでした。このとき「七秒治療」を思い出し、両手でおでこと後頭部を挟み、深呼吸をしてもらいました。体の反応に従って「息を吸うとき」に少し圧力を加えるのか「吐くとき」に加えるのかを「イエス?」「ノー?」で決めます。ＴＦＴでは深呼吸を三回行うとならいましたが、それでも赤いので「もっとやって」、「もっとやって」と深呼吸を続けました。すればするほど、赤味もかゆみも消えていきます。一〇分もしていると、発疹も赤味もかゆみも完全に消えてしまいました。

あるバザーの会場で、いろいろ、おいしそうな食べ物が売られていました。七歳の女の子が「お口が痛いよー」と泣きながらママのところに飛んできました。みると口びるが真っ赤に、たらこのようになっています。大人用のピリ辛焼き鳥を食べたそうです。両手でおでこと後頭部を挟んで「おばちゃんのマネをして」、「スーハー、スーハーしてね」。しばらくその呼吸をすると「ママ、アイスクリーム食べる」と完全に元に戻っていました。便利です。

もし、キャラハン先生がＴＦＴを見つけなかったら、さらに先生から「ＴＦＴの可能性は無限だから、何でもやって御覧なさい」という言葉を頂いてなければ、私はここまでタッピングを発展させてはこられなかったのです。

先生はまた、「神はすべての問題のカギを隠しておられる。私たちはそれを探し出していくのです」というようなことをおっしゃっていました。今、日々新しい発見があるたびにそれを思い出しています。

私は対話精神療法は決してうまくありません。

タッピングがなければ、きっとどなたのお役にも立てなかったと思います。キャラハン先生なくしては、何の役にもたたないカウンセラーだったと思います。

## 2　神田橋條治先生

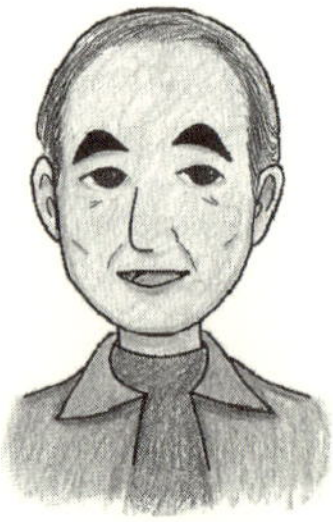

神田橋條治先生という並外れた名医とお近づきにならなければ、ＴＦＴから我流に進展してきた私のセラピーが文字になることはありませんでした。

今の神田橋先生を拝見していると、患者さんのためにはなんでもしてあげようとの、優しさに満ちておられます。

沢山の著書をあらわしておられますが、その行きついた先が、人間への限りない優しさ、愛なのだと感嘆しております。権威やプライドなどとは無縁の方だということは、ＮＨＫテレビ番組「プロフェッショナル」出演をお断りになり、依頼に来たスタッフに、ご馳走してお帰しになったというエピソードにもあらわれています。

関西カウンセリングセンターでカウンセリング研修のトレーニングコースに入ったとき、私は股関節骨頭を骨折してしまいました。私のセミナーの濱川博子先生から、「入院中に、花クリニック神田橋研究会出版の神田橋條治先生の『治療のこころ』一二冊を読んでおくといいですよ」とお勧めをいただきました。退院後には、神田橋先生の講演会の追っかけがはじまりました。

奈良の講演会に行ったとき、神田橋先生のお世話役だった産業カウンセラーのＹさんが先生の奈良公園散策に誘ってくださいました。今まで、あまり皆さんにわかってもらえなかった野口整体の話、ＴＦＴ思考場療法の話などを全部わかってくださいました。ちょうどその直後、来日したキャラハン先生の中級の研修を受けに行くことになっていました。先生は、「キャラハンの技術だけじゃなくて、人間も見てきなさいね」と言ってくださいました（二〇〇三年四月）。

それから、ＴＦＴで学んだこと、そこから発展させたこと、その結果のまとめ、また、何か新しく思いついた（閃いた）ことが成功して、お知らせすると必ず反応を返してくださいます。私にとって、世界で最も信頼できる先生に受け止めていただけることは一番の幸運です。

これからもお体に気を付けて、導いていただければと願っています。

## 1　私の指テスト

私の指テストは、腕と手の甲を一直線にし、図のように人差し指の爪の上に中指の先を乗せ、一秒ほど押し合いをします。両方の指が拮抗し、シッカリして床と平行でいれば「イエス」、人差し指が弱くなって下がれば「ノー」です。二人で筋肉反射テストをするとき、押す人の手を中指が、押される人の手を人差し指が代理していま す。これが、一人筋肉反射テストです。

二本の指の押し合いでチェックして、「イエス」の反応（両方の指が拮抗して下がらない）をタッピングしていきます。

私の指テストの基本は、ＴＦＴで習ったアプライドキネシオロジー（ＡＫ）です。キネシオロジーについては、前の章にも書いたようにキネシオロジストの齋藤慶太氏が漫画の『筋肉反射テストが誰でもできる！　１からわかるキネシオロジー』（ＢＡＢジャパン）で分かりやすく詳しく説明しておられます。この筋肉反射テストをする間に、十分相手の方の腕のしっかり具合などを感じ取っておくことが大事です。そ

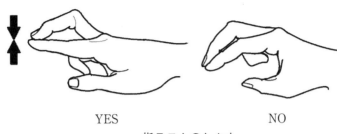

指テストのしかた

れが一人筋肉反射テストの土台になると思います。一人筋肉反射テストまでなかなか到達しない場合も、頼りになるのではないかと思います。

筋肉は自分にとってプラスのことでは強くなり、マイナスのことでは弱くなるということをおさえていれば、自分がしっかり筋肉の反応を感じ取り、「イエス」「ノー」を確認できれば、どの筋肉を使ってもいいそうです。

一人筋肉反射テストでは、胸鎖乳突筋や足の筋肉を使っている方もおられました。

前の章でも挙げた通り、神田橋先生も著書『改訂　精神科養生のコツ』（岩崎学術出版社）で、いくつか紹介しておられます。

私の指テストと同様のものについては、「らくうかん」で検索してください。茨木市でカイロプラクター、四柱推命などなさっている治療者の方にリーズナブルな料金で習うことができます。

相手に触らないでチェックする場合の指テスト（気診）では、行う人が「気」を感じられる必要があります。

私がこれまで「気」に関して学んできたのは、次のようなものです。

1、気功太極拳：神戸ＹＭＣＡ

2、野口整体：公益法人整体協会　東京都世田谷区瀬田1―9―7

身体教育研究所：大船稽古場（主に四、五年）

3、キネシオロジー：日本タッチフォーヘルス・キネシオロジー協会

ブレインジム：日本タッチフォーヘルス・キネシオロジー協会

4、レイキヒーリング：自然治癒力研究所　荒木鍵治　豊橋市松村町56―2

一人筋肉反射テストができるといろいろな可能性が広がります。それこそ、自分の興味に従って、キャラハン先生がおっしゃる「神様が隠しておられるたくさんのカ

ギ」を探すことができます。この実例集（以下のケース）はすべて私が見つけたカギです。目の前におられる問題を抱えた方のお役に立つ方法はないかと、試行錯誤を重ねながら見つけ出したものばかりです。

以下の文章中のカタカナの「トラウマ」は、ご本人の中に残る「過酷な記憶」、ひらがなの「とらうま」は、川村アルゴリズム（ＫＡＬＧＯ）の一番目、眉頭の意味「強いマイナス感情」を示します。

## ケース1　不安、恐怖

まず、今持っている問題及びネガティブな感情を全部書き出してもらいます。この方の場合、

- 息苦しくなるときがある
- 時々パニックになる
- 一人で家にいるのは嫌
- 一人で出掛けるのは嫌

・バスがエンジンを切ったときが嫌
・死に対する恐怖がある
・圧迫感を感じることがある
・ＭＲＩが嫌
・肩に痛みがある
などの一三項目を書かれました。

次に各問題に対応する根源の年齢と関係する人物とを指テスト（67ページ参照）のイエス（人差し指と中指がしっかり支えられ床と平行）、ノー（中指が強く人差し指が弱って下がる）で特定しました。
・「息苦しくなるときがある」に対して根源の年齢は？
「一歳から口に出していってください」
一歳？……ノー（指が下がる）
二歳？……ノー（指が下がる）
三歳？……ノー（指が下がる）

四歳？　……　ノー（指が下がる）
五歳？　……　イエス（指が床に平行）
•「時々パニックになる」に対して根源の年齢は？
一歳？　……　ノー
二歳？　……　ノー
三歳？　……　ノー
四歳？　……　ノー
五歳？　……　イエス（指が床に平行）

同様に、「一人で家にいるのは嫌」「圧迫感を感じることがある」「MRIが嫌」の根源が五歳と反応、五歳の過酷な思い出で、相手の人物は父親がイエスと出ました。

ご本人に伺うと、この頃、偏食したり（オカズの好き嫌いを言ったり）、泣き止まないとき、父親にお風呂場に閉じ込められたということです。現在も父親との関係は良くないとおっしゃっていました。

このときの父親が影響している身体の部分（形状記憶）（注1）を、『ぜんぶわかる脳の事典』（成美堂出版）を広げて、脳（この方の脳に影響を与えている父親の脳の特徴がイエスで出る）を、さらに『ぜんぶわかる人体解剖図』（成美堂出版）を広げてリンパ腺、筋肉、血管、骨、心臓、肺、胃等と一つ一つ口に出していただき、「イエス」か「ノー」で特定します。

父親に与えられたトラウマの体の形状記憶を探るには、「脳、神経というように口に出してください」と伝え、言ってもらいます。

脳？……イエス
神経？……イエス
血管？……イエス
骨？……イエス
心臓？……イエス
肺？……イエス　等々

反応する箇所を、さらに詳しく、脳なら脳幹（中脳、橋、延髄）、間脳（第三脳室、松果体、視床下部）、小脳というように細分化して特定し、川村アルゴリズム（ＫＡＬ

ＧＯ）の順番を、第2章の場所と回数の特定の要領で、反応（イエス）するツボを反応（イエス）する回数だけタッピングしていただきます。

この方の場合、

脳幹？　……ノー

間脳？　……ノー

小脳？　……ノー

背内側前頭前野？　……イエス

眉頭必要？　……イエス

五〇回？　……イエス

一〇〇回？　……イエス

一五〇回？　……ノー

「お父さんをイメージしてから、『背内側前頭前野』と言って、あなたの眉頭を一〇、二〇、三〇、と言いながら一〇〇回分タッピングしてください」

さらに指テストします。

前帯状回？　……　イエス
眉頭？　……　ノー
ガミュート？　……　ノー
人差し指？　……　ノー
目の下？　……　ノー
脇？　……　イエス
一〇〇回？　……　イエス
一五〇回？　……　ノー

「お父さんをイメージしてから、『前帯状回』と言って、脇を一〇〇回タッピングしてください」

同様に、眼窩前頭皮質や右前頭葉、右扁桃体、海馬などもタッピングしてもらいます。

脳が終わったら、次にイエスと反応した神経を、脳神経？　腕神経叢？　腋窩神経？　というように、脳についてしたのと同様にイエス、ノーで特定していきます。

神経が終わったら、イエスと反応した臓器を次々とタッピングして処理していきます。

左右にツボがある場合（眉頭、目の下、脇、肝臓、目尻、鎖骨下など）交互に叩くと良いようですが、私の経験的なものなので理由はわかりません。

この方の場合、脳、神経、血管、骨、そして内臓は心臓や肺などが反応しました。反応した脳の箇所からみると、父親はカッと切れるタイプ（背内側前頭前野・前帯状回・眼窩前頭皮質が未熟）で、右脳（前頭葉・扁桃体・海馬）が未熟なところから、人の心を感じることの苦手な方のようです。改めて父親への感情を反応しなくなるまでタッピングしていただきました。

「『お父さん』と言ってください」

眉頭？　……　ノー

ガミュート？　……　ノー

人差し指？　……　ノー

目の下？　……　ノー

脇？　……イエス
一〇〇回？　……イエス
一五〇回？　……イエス
二〇〇回？　……イエス
二五〇回？　……イエス
三〇〇回？　……イエス
三五〇回？　……ノー

「お父さんをイメージして、脇を三〇〇回タッピングしてください」

ほかにも四歳、八歳という反応もあったので、残りの過酷な記憶や人物などをタッピングしていただきました。全部終わると「一人で家にいることをイメージしてみてください。怖いですか？」「一人で出かけることをイメージしてみてください」「MRIの中にいることをイメージしてください」と確認をします。「今は大丈夫な気がします」とおっしゃれるようになると、トキシンを浴びないかぎり再発はしません。この方はほっこりして帰っていかれました。

原因が、両親による虐待の記憶という場合は、なかなか一回では済みません。何か嫌なことが起きるたびにチェックしてみると、別の年代の過酷な記憶として出てきます。

ご本人の思い出す、過酷な記憶、年齢でチェックして、反応する記憶を全部処理した後は、これから積極的に生きていくという、自分のイメージを確信できるまでタッピングしていただきます。つらい記憶を取り切った後は、もう、半分以上はでき上がっていることが多くあります。途中で躊躇するところが出てきたら、心当たりの出来事を考えてもらい、丁寧に原因を掃除していきます。

でき上がった後は、ほっこりするのか、皆さんなかなかお帰りにならないことも多くあります。

## ケース2　強迫神経、恐怖

『TFT思考場療法入門』やTFTに関することが載っている本を読んで、療法を求めてこられた五一歳の強迫神経症、恐怖症のYさんの場合をご紹介します。

Yさんは食品は一色でないとパニックになります。色が混ざるとダメなのです。テーブルに黄色い卵焼きがあって、緑のほうれん草のおひたしが並ぶとパニックになります。洋服も白一色でないと外出ができない、黒い服にボタンがついているのも怖いのです。夏ならまだしも、冬は大変です。冬のことでしたが、お宅まで伺いました。

一つ一つ、ご本人の気持ちをタッピングしました。

色の混合した食べ物には、とらうま（眉頭）、不安（目の下）、恐怖（脇）、イライラ（小指）、怒り（肝臓）、激怒（目尻）、保護者への切なさ（親指）、孤独（鎖骨）が反応します。

柄物の服を着るとパニックになる、に対しては、とらうま（眉頭）、不安（目の下）、身体的とらうま（ガミュート）、恐怖（脇）、イライラ（小指）、怒り（肝臓）、激怒（目尻）、悲しみ（中指）が反応します。

保護者への切なさ（親指）は、当惑（鼻の下）、恥（あご）、孤独（鎖骨）の反応でした。

ボタンのついた黒い服はパニックになるとのことで、とらうま（眉頭）、虐められ

（人差し指）、恐怖（脇）、イライラ（小指）、怒り（肝臓）、激怒（目尻）を、保護者への切なさ（親指）は、当惑（鼻の下）、恥（あご）、孤独（鎖骨）をタッピングしていただきました。

今、使用している洗剤と柔軟剤、小麦が、セラピーの邪魔をしたり再発させるトキシンでした。ＴＦＴでは飲食物のトキシンは二か月我慢していただくことになっています（36ページ注９参照）。

食品の方は、その日、牛蒡天と青菜、ごはんを食べ、「四年ぶりです。おいしい」と涙ぐまれ、洋服の方は、私のボタンのついたカーディガンを羽織って「着られそう」とおっしゃいました。

翌日ライトグリーンの洋服を着て、ご主人と喫茶店に行かれたということでした。

トキシンである小麦粉を断って、順調に暮らしておられたそうですが、お正月にご主人の実家でおせち料理を食べたことで、小麦粉に被ばく（注１）され、再発してしまいました。この時点では、私はまだＴＦＴの中級だったので、日本で唯一、上級セラピストであるＴＦＴ協会の理事長に後をお願いしました。

## 幼少期のトラウマの上に問題は積みあがっていく

五四歳の男性が、幼少期から現在までにいくつもの辛い記憶を抱えているので取って欲しいと来られました。

「どこから始めましょうか？」の問いに、「親父です！　四歳のときの親父から始めて下さい」と言われるので、父親をイメージしてタッピングをしていただきました。次に移ろうとしたら、「こりゃなんじゃ！」とおっしゃる。どうしたのかと思ったら、「五四歳までの嫌な記憶みな消えた！」。

そのとき、娘さんが一緒で、父親の結果次第で、自分も交通事故の嫌な記憶を取ってほしいからとついてきておられました。娘さんは、自分も解消したと興奮して、大声でワーワー話しながら一緒にお帰りになりました。

この経験から、幼児期からのトラウマが人生に大きく影響を与えているのではないかと思い、「一番小さいときのトラウマは？」という質問から始めるようになりました。ほとんどの方は、三、四歳にあるようでした。

## ケース3　多動、喘息

### 体は胎内からすべてを記憶している

あるとき、母親が、多動で喘息のある三歳の男の子を連れてこられました。ひどい咳をしながら走り回る子どもに、「小さいときの嫌だった思い出は？」と聞くわけにはいきません。本人にタッピングしてもらうこともできません。でもＴＦＴでは、本人がタッピングできない場合、本人でなくても、思考場さえ一つならクライエントに体を密着させた他の人が、自分を叩くことによって、クライエントの代理ができるのです（代理タッピングについては、この章の最後を参照）。

これを思い出し、まず動き回る子どもを抱きしめて、ゆったり数回の深呼吸をしてもらうと、子どもが眠ってしまいました。チェックをして、母親に「坊やには胎内にいるときの三つの過酷な記憶（トラウマ）があるようですが、内容はおわかりですね？」と言うと頷《うなず》かれました。そこで、その三つをタッピングしていただき、他に幼児英語教室の乱暴な外人教師の記憶も取りました。

目が覚めた子どもは「コホッコホッ」と二回咳をしただけで、母親の傍にじっと座っていました。

帰宅後の子どもの変化を報告していただくと、「遠くへ走って行ってしまうことがなくなった」「吐かなくなった」「呼吸が深くなった」などの、九項目をファックスで送って下さいました。妊娠中の夫の浮気で大変なショックを受けた、そのときの母親の言動が胎児に影響を与え、生まれてからも不安で、じっとしていられなかったのではないかと思いました。


**胎内の過酷な記憶（トラウマ）には二種類ある**

一つは母体が過酷な思いをしたため、一心同体の胎児もそのままその記憶を持って生まれてくるというものです。もう一つは、母体からの攻撃を胎児が受けた記憶です。後者は深刻で対応するにも相当な覚悟がいります。

あるとき、「胎内のトラウマ」と言いながらセラピーをやっていたら、突然解離（注2）を起こし胎児になられたような方がおられました。そして「いややあ！　生まれたくない！　お母ちゃんが生まれたらあかんと言うてるう」と泣き出されました。そのときは臨床心理士さんが傍にいて下さったので、私が対応しつつ、クライエントさんが解離から戻ってくるまで、臨床心理士さんに代理でタッピングをしていただきました。どなたもいらっしゃらないときは、自分で代理タッピングをしなければなりません。

生まれることを拒否されたのに、生まれてしまった方の胎内のトラウマが一番過酷です。

## ケース４　多重人格（一〇数人の人格）

**トラウマ掃除は、マイナス感情のたまり場を掃除した後の、本来の本人のありように戻すこと**

ある地方の精神病院から案内を受けて、一〇数人の人格を持つ多重の方がこられました。

一三年ほど前にキャラハン先生に励まされ、初めて多重人格の方をしてから以後、二重か三重の二、三人しか経験がありません。とにかく、胎内から順次トラウマを取っていくしかない、とはじめました。

胎内二個、出産時、ゼロ歳、一歳各一個、二歳二個、三歳三個、どんどん出てきます。突然「何すんねん！」と男の子の怒った声が出てきました。タッピングも進まなくなりました。とっさに「あなたを消そうと思っているわけじゃないのよ。でも、ほら嫌な思いをしたよね。だからそれをなくそうとしているだけよ」と言うと、納得してくれたのか、タッピングが進みました。

一回目は、胎内から三歳までの過酷な記憶（トラウマ）、胎内の感情は川村アルゴリズム（KALGO）、とらうまから孤独までフルバージョン（川村アルゴリズムの順番は第1章16ページ参照）二回、ゼロ歳もフルバージョン二回、一歳は三回、二歳はフルバージョン二回と、とらうま、いじめ、イライラ、当惑。三歳は、フルバージョン三回と、とらうま、身体的とらうま、いじめられを行いました。

二回目は、四歳、五歳、六歳と進んできましたので、本人の思い出すトラウマが多くありました。感情はフルバージョン、とらうま、いじめ、不安、恐怖、イライラ、激怒、悲しみ、親に対する切なさ情けなさ、当惑、恥、孤独でした。

三回目は、全部ご本人の訴えられるトラウマでした。感情は、フルバージョン、とらうま、身体的とらうま、いじめ、不安、恐怖、イライラ、悲しみ、親への切なさ情けなさ、当惑、恥、孤独でした。

四回目は、ご本人の訴えられるトラウマと一〇数人のキャラクターのうちの、残っている二人ほどを名指しでタッピングされました。感情は、フルバージョン、とらうま、身体的とらうま、いじめ、不安、恐怖、イライラ、悲しみ、親に対する切なさ情けなさ、悲しみ、当惑、恥、孤独でした。

クライエントは日記にイラストを描いておられました。終了した日の最後に「日記コピーさせてもらっていい？」と聞くと、「もちろんです。どうぞ、どうぞ」とコピーさせてくださいました。それによると、一回目に統合されたのは四人、それぞれみんな名前がついています。

二回目の電話予約は、本人がとても電話する気力がないのでと、しっかりした成人女性の声で予約がありました。これで他の人格みんなに受け入れられたのではないかと思い、何故か、安心しました。他の人格たちにもいろいろな個性があり、お互いの関係も複雑な様子でした。

三回目に少し後退した気がしたのでお尋ねすると、親御さんが、彼女のトキシンである洗剤、柔軟剤、自分たちの喫うたばこを、本気で避けては下さっていませんでした。元のままの環境にあったため、少し再発気味になっていたようです。トキシンを除いていないことを指摘すると、「先生ご自身の具合が悪いだけだと思っていたので」とおっしゃいました。トキシンがどれだけセラピーの邪魔をするかを再度説明し、「ご協力いただけないなら、私はここで引かせていただきます」と辞退をお伝えしました。

ご本人は関西の某国立大学か、川村のところへ行くしかないといわれて、某国立大学は多重人格は扱っていないとのことで、やむなく私のところで受けておられるのです。親御さんは、やっと洗剤を体に影響のないものに変え、柔軟剤はやめ、たばこはクライエントに影響しないよう、自分たちの喫煙室を決められました。

合計四回、一か月かかって統合が進み、本来のご本人に戻られたようです。最後に彼女の言った言葉は、「十数人の人格統合に一か月って早い方なんですか?」でした。

「さあ？　私は他を知らないので」と申し上げるしかありませんでした。

## ケース５　うつ①

鬱《うつ》の診断を受けて、数年来、リーマス１１００㎎、メイラックス２㎎朝晩一錠、眠前にマイスリー、サイレース２㎎、ヒルナミン５㎎、セロクエルを処方され、薬の副作用で身体のむくんだ三〇代の男性がいらっしゃいました。胎内から始め、出産時、一歳、二歳、三歳、四歳、小さい頃の兄との葛藤、中学で担任教員による継続的で執拗ないじめなどを、六時間もかけてタッピングしていただきました。

身体の調節なのか、その後しばらく下痢が続いたそうです。薬を使わない他の施療も受け、また主治医が良心的に減薬を行ってくださったので、完全復活されました。しばらくは、むくんでいた自分の写メと、回復してスリムに若々しくなった自分の写メを「ビフォー」「アフター」と言って、周囲の方に見せて回っておられました。

## 思考場（焦点）は一回に一つでなければならない

初期の頃、こちらは相手の思考場（焦点）に頼って、ただひたすらメニューを出してタッピングしていただいていました。「親父がうっとうしくてかないませんわ」からはじめ、タッピングメニューが減っていき、そろそろ終わるかな？ と思う頃、急にまたメニューが増えてきました。「今、お父さんの何か思い出されました？ どんな感じですか？」と伺うと、「親父はもうどうでもいいんで、おふくろが出てきてます」とおっしゃいます。「すみません。一応お父さんが終わってから、お母さんに移っていただけますか？」と言わないといけないことがよくありました。

一歳の一番目のトラウマ、一歳の二番目のトラウマとやっていた頃、三歳のトラウマ、眉、人差し指、目の下、とかやっているうちに「何か思い出すことありますか？」とお聞きして、思い出されたものが、全く同じツボで出てくることがありました。その思考場（焦点）でタッピングすると、スッキリすることがわかりました。やはりトラウマの解消には思考場（焦点）が大切なのだと確認しました。

それからは、年齢で追いかけていても、できるだけ思い出していただけるよう努力していますｏ どうしても思い出せない場合は、そのトラウマに関わる人を特定して、たとえば「怒鳴り声が怖い根源の、二歳のときの父のトラウマ」のように言ってもらうことで、思考場（焦点）を明らかにしてタッピングしていただいています。

## ケース6　不登校

不登校で入院している小学校高学年の男の子のところへ行きました。偏食で好きなおやつ類だけ食べて、食事はちゃんと摂らないそうです。ベッドの上に漫画やチョコレートなどお菓子が山積みになっていました。母親は注意できないらしく、子どもに振り回されているようでした。「学校に行きたいの？」と聞くと、行きたいと答えます。しかし自分でタッピングするのは嫌だから、母親に代理タッピングをしてほしいといいます。母親には、頭は空っぽにして、身体の一部を彼と接触してタッピングをしてくださいとお願いしました。

終わるとその子は「こんなん詐欺や！　いっこも学校行きたくならないじゃん」と怒っています。一方、母親は「スッキリしました。この子にどう対応したらいいか見えてきました」と確信を持った顔をしておられます。後で聞くと、この母親はその後、子育てに向き合わなかった夫を巻き込み、積極的に子どもに向き合って改善させていかれたそうです。

どういうことだったかと考えてみると、子どもの本心は学校に行きたくなかったので、特に思考場はなく、母親の強い思考場にタッピングが効いてしまったのだろうと思いました。

## ケース7 パニック障害

### トラウマは全身の形状記憶（注3）を解消しつつ取り出さなければならない

発達未熟でパニック障害の女性が紹介されてきました。私がTFT協会にいたときには「パニックはまた起こっても大丈夫だから、安心するように伝える」と教えられていました。けれど、タッピングに自信を持つようになっていた私は、また起こるということは、何かが残っているからに違いない、それは何だろうと考えていました。

この方が紹介されてこられた頃の私は、体にたまっている感情を集めて処理をするということをやっていた時期で、集めた怒りと当惑を、『ぜんぶわかる人体解剖図』（成美堂出版）を見ていただきながら、脳と血管、リンパ、神経をタッピングして、楽になって帰っていただいていました。

ところが、二年後に再発したと言って来られました。まず再発させたトキシンをチェックしたところ、なんとつけまつげの糊でした。もちろん帰りには化粧品売り場までご一緒して、無害なつけまつげを見つけて帰っていただきました。

このときに思い付いたのは、彼女の困難の根源を掃除しなければならないということです。トラウマがパニックを起こさせているときの体は、心臓が止まりそうになっていたり、血圧が上がったり、筋肉が緊張しているのではないかと考え、そうした根源の体の形状記憶もタッピングして、その場所のトラウマを取ったら、再発しないのではないかと思いました。

そこで、パニックのときの気持ちのほかに、「パニックになっているときの私」と言っていただき、人体解剖図を前に、神経、リンパ腺、血管、骨等と読み上げていただき、反応するところをチェックしていきました。神経で反応すれば、今度は神経の図のページを開いて、脳神経、頸神経、腕神経叢というようにチェックをし、反応した場所（ツボ）を必要な回数、全部タッピングしていただきました。これを反応したすべての体の組織について行っていきます。ですから私のセラピーは、三時間、四時間とかかるのです。

具体的には、父親を思うと影響される脳は、島、小脳、中脳、橋、延髄、第三脳室、松果体、視床下部、背内側前頭前野、前帯状回、眼窩前頭皮質、前頭前皮質、前帯状皮質、右前頭葉、右扁桃体、右海馬、右下側後頭回、右上側頭溝、右上側頭回、頭頂葉の二〇か所（脳の働きは第6章を参照）。

筋肉は前頭筋、脊柱起立筋、僧帽筋等二九枚。骨は頸椎、肩甲骨、坐骨、大腿骨等一二本。血管は浅側頭動脈、顔面動脈、椎骨動脈、腰動脈等二五本。リンパ腺は扁桃、頸リンパ節、胸管、肋間リンパ節等一〇本。神経は脳神経、腕神経叢、胸神経、腰神経叢等一八本。内臓は、心臓、脾臓、膀胱等九か所。

ここを思考場においてタッピングしていただきました（筋肉の枚数、骨の本数などは、それぞれに、図鑑を見ながら前頭筋、脊柱起立筋など、頭蓋骨、頸骨等と詳しく追いかけてタッピングで解消させた数です）。

この方の父親は、国立大学出身の公務員だったけれど、彼女はネグレクト（無視）されていたようです。主な感情は、とらうまと虐《いじ》めを受けたことでした。怒りと当惑については二年前のセラピーのとき、掃除してありましたので反応しませんでした。

母親の場合の脳は、島、小脳、中脳、橋、延髄、第三脳室、松果体、視床下部、背内側前頭前野、前帯状回、眼窩前頭皮質、前頭前皮質、前帯状皮質、右前頭葉、右扁桃体、右海馬、右下側後頭回、右上側頭溝、右上側頭回、頭頂葉で父親と同じです。他に、筋肉は二八枚、骨は一二本、血管は二七本、リンパ腺は一二本、神経は一二本、内臓は六か所です。

この方の母親は、プライドが高く、強制したり、放り出したり、養育態度が矛盾していたようです。その女性の主な感情は、父親と同じ虐められで、怒りと当惑については同じく二年前にセラピーに来られたとき掃除しています。

両親から脳も全身の各部位もこれだけ支配されたら、子どもは混乱して、どうしたらいいのかわからなくなるのは当然だと思います。

このほかに、夫へのトラウマもとりました。その結果、もう五年がたちますが、再発して戻ってくることはなくなりました。

## ケース8　癲癇

私の前著（『からだは驚異の記憶装置』）にも書きましたが、癲癇《てんかん》という診断で投薬を受けている方がありました。

「癲癇を起こしているときの自分」と言っていただくと、脳は中脳、橋、延髄、第三脳室、松果体、視床下部、小脳、右前頭葉、左前頭葉等二三項目。感情は、とらうま、身体的とらうま、いじめ、不安、恐怖、イライラ、激怒、悲しみ、当惑、孤独がでます。

血管は、浅側頭動脈、顔面動脈、総頸動脈等一四項目。感情は、身体的とらうま、いじめ、不安、恐怖、イライラ、激怒、悲しみ、親への切なさ情けなさ、当惑、孤独でした。

リンパ腺は、鎖骨下リンパ本管、腋窩リンパ節等七項目。感情は、いじめ、不安、恐怖、イライラ、怒り、激怒、悲しみ、親への切なさ情けなさ、当惑、孤独でした。

筋肉は、眼輪筋、僧帽筋等一三項目。感情は、いじめ、恐怖、イライラ、怒り、激怒、悲しみ、親への切なさ情けなさ、当惑、孤独でした。

神経は、筋皮神経、正中神経等四項目。感情は、恐怖、イライラ、激怒、悲しみ、親への切なさ情けなさ、当惑、孤独が出ました。

これをすべて毎日宿題タッピングするのも大変だなと思いましたが、本人は頑張るとおっしゃいます。彼女がふと漏らした「あんたはいつも私の前で、嫌味みたいに発作を起こすね」という母親の言葉がヒントになりました。母親を思っていただいて形状記憶をチェックすると、癲癇を起こすときと全く同じ項目が、脳から神経まで全部出ました。

これを母親に伝えたところ、母親が、「私はあなたたちのことを思ってしつけをしたつもりだったけど、あなたたちがそう受け取れなかったことに気が付かなかったの。ごめんね」と謝ってくださいました。

その後、体の形状記憶をチェックしたところ、全部消えていました。すぐ、病院に行っていただくと、異常な脳波が一本だけになり後は消えていたそうです。

ケース2のYさんが恐怖も強迫も治らないままでいる、川村が進化したらしいので、と五年ぶりに申し込んでこられました。一一年前のあの後も、霊能者に頼んだり、カウンセリングに行ったりと、いろいろ試したけれど、何ら改善しなかったそうです。

まず、血管が怖くて見られないので、見えないように手の甲に絆創膏を貼って、自分の目に見えないようにしているけれど、見えなくても血管はいつもヒリヒリピリピリしているということでした。

「先生の手の血管、怖い！　隠してください」とおっしゃる。人体の内部は考えても怖い。相変わらず混合食は食べられないし、赤いチェックの服は着られない、いろいろなことが気になるとおっしゃいます。

「神経症的自分」で脳をチェックすると、中脳、橋、延髄、第三脳室、松果体、視床下部、右前頭葉、右扁桃体、右海馬、紡錘回、右下側後頭回、頭頂葉、後頭葉などが反応しました。

母の死のトラウマと父の死のトラウマは取れましたが、なぜか、母で浅側頭動脈、総頸動脈、腹大動脈、下腹壁動脈等二六本もの血管が出たので、タッピングしていただきました。

しかし、「血管が怖い」はクリアにならず、カウンセリングを受けることをお勧めしました。

（トラウマの根源の思考場が見つからなかったため、クリアにならなかったことが二〇一七年一一月判明。このときYさんの思考場がはっきりし解消。）


**トラウマはタッピングの最中に再体験（時系列のフラッシュバック？）をすることによって解消する**

タッピングしているときに、突然「アイタッ！」と言って頬を押さえる人がいたり、記憶にない二歳頃のトラウマをタッピングしているときに、成人男性が泣きじゃくることがあります。「何か思い出しました？」と聞いても、何も思い出しているわけではないとの返事です。ただ、体が思い出して泣きじゃくっているだけだそうです。

トラウマが深いほど、再体験は辛い様子です。体もしんどいようで、その方の頑張りに感動します。眠気がバロメーターのようにみえます。軽いトラウマの方はなんともなく平気なご様子ですが、眠気が出てこられたなあと思って観察していると、ときには眠り込んでしまわれる方もあります。今までの最長は二時間ソファで寝ておられた方がありました。

母子福祉施設ではお一人二時間、次の方がお待ちのこともあるので、あまり時間を延ばすわけにはいきません。眠っておられる間に大急ぎで私が代理タッピングをすることもあります。

この施設におられる方は、過酷な人生を歩いてこられた方が多いので、しんどくなる方もけっこういらっしゃいます。第一回目にしんどさを感じた方は、継続はどうも、と思われて、それきりになる方もあります。しんどかったけれど何かを感じて継続なさる方々は、どんどん楽になっていかれ、ご自分が終われば、次からはお子さまへのタッピングに移っていかれます。

ＤＶ被害を受けている方のなかには、幼少期に親から虐待を受けられた方も多いようです。そういう方をなぜかＤＶ男がかぎつけるようです。なので、私はＤＶ男からの恐怖のトラウマを取る前に、まず彼女たちの生い立ちから虐待のトラウマを取っていきます。

それこそ、胎内から始めて、父親から受けた虐待の、脳、神経、血管、リンパ腺、筋肉、骨、内臓などをしらみつぶしにチェックし、タッピングしていただきます。父親だけとも限りません。中には父親からの暴力による骨のトラウマは八本なのに、母親からの虐待による骨のトラウマ一二本という方もありました。

## 反応する体の場所から身体的暴力を受けたかどうかがわかる

虐待を受けている場合は、必ず骨や筋肉が反応します。骨や筋肉が出なくても、前頭前皮質や前帯状皮質が出れば精神的虐待を受けた可能性が高いのです。

恥骨、座骨、仙骨、股関節、大動脈弓、上行大動脈、腰神経叢、仙骨神経叢、腸腰

筋、大殿筋、中殿筋、骨盤底筋、恥骨筋、これらが同時に反応する女性は、間違いなく性的虐待を受けています。

脳の未成熟からは、切れる脳、虐待されて未成熟になっている脳、知的に未熟な脳、人の心を学習していない、人とのコミュニケーションに弱い脳、自閉症かな？と思える脳、統合失調の可能性のある脳、等々が見えてきます。

面白いのは、前頭前野連合野の未熟な方、私の指テストで川村アルゴリズム（KALGO）七、八番目ぐらいから下にかけて未熟な方に、素晴らしい才能をお持ちの方が多いのです。音楽や絵画その他。そういう方を私はすぐチェックしたくなります。

羽生永世七冠、五嶋みどり、黒柳徹子、辻井伸行、藤井七段、佐渡裕、等々。

従ってそういう能力のある方をセラピーするときは、前頭前野連合野は触らないことにしています。

ある芸術大学の精神科の先生に、「あなたにお願いすると、才能が平凡になるのではないかと悩ましいところなんですよね」と言われました。そこで、ご紹介いただいた学生さんのトラウマだけを取って、前頭前野連合野は触らないでお帰ししました。

すると、才能はそのまま、トラウマやストレスだけが解消したとご連絡をいただきました。先生には「大丈夫なようです」のお墨付きをいただけたようです。

ちなみに、私の夫は音楽学校に行ったわけでもないのに、楽器はピアノ、バイオリン、アコーディオン、コントラバス、ウクレレ、スチルギター、ハーモニカなど七つを楽しみ、合唱指揮をしたり、音楽賞の審査員をしたりと、音楽を愛してやまない人です。音楽的才能があるのでは？　と期待してチェックしてみると、川村アルゴリズムの最後一三番目にちょこっと反応が出るだけです。普通の人よりは才能はないことはないが大したことはない（笑）（怒られる！）、ということのようです。

## 反応したツボの感情を読み取るとトラウマを逆に探ることができる

小学三年生の女の子を母親を通して遠隔（後述を参照）チェックしました。前頭前皮質、前帯状皮質、右扁桃体、左扁桃体、左海馬や神経などが、全部川村アルゴリズム（ＫＡＬＧＯ）の目尻（激怒のツボ）だけを示していました。そこで、母親に「何かに怒ってるのに、我慢して黙っているんじゃないかな？　聞いてみたら？」と伝えておきました。

次の回、来た母親が「感動しました！」。「何か腹立つこと我慢してない？」と聞いたところ、わっと泣き出し、クラブでの辛かったことを話してくれたそうです。クラブを辞めたいと思っていたけれど、母親が話を聞いてくれたので続ける気になったということでした。そこで、改めて脳のチェックをしてみると、右扁桃体に少々、鎖骨（孤独感のツボ）が残っていただけでした。


三歳の男の子、小脳と前帯状皮質、側頭葉に少数回二、三個のタッピングが必要なだけの状態で普通に暮らしていたのに、突然夜尿がひどくなったということでした。チェックすると、原因は保育園のある先生だと指テストが反応しました。

神経九本、リンパ腺四本、筋肉一〇枚、血管一〇本、心臓、肺、胃、膀胱、胸腺、腎臓など。脳は帯状回、中脳、橋、延髄、小脳、松果体、視床下部、眼窩前頭皮質、右海馬がその先生で反応しました。頻尿用のカルテをチェックすると、膀胱、尿道口筋、坐骨神経、総腓骨神経、恥骨筋、膝窩リンパ節が反応します。一体何があったのか知りたいところです。けれども、お世話になっている立場の母親としては、保育園に聞くわけにもいきません。子どもへの母親の遠隔代理タッピングで、宿題を続けていただいています。現在夜尿は減ってきているということです。

## ケース９　不安神経①

中年の方で、顔のけいれん、足の裏の痺れ、背中のだるさ、喉の引っかかり等を訴えてこられた方がありました。「私は医者ではありませんので、何もわかりません」と申し上げたのですが、病院に行ってＭＲＩなどいろいろ調べてもらったけど、命にかかわるようなたいしたことはない、顔のけいれんは脳幹辺りの神経に血管が膨れて触ることによって起こっているのかもしれないので、どうしても気になるなら手術をして神経のところを少し広げるか、ただし、対処療法なので、治るわけではないと医師に言われたそうです。

とにかく、けいれんで反応する、帯状回、中脳、橋、前帯状回、側坐核、脳神経の動眼神経や上顎神経、顔面神経、脊髄神経、三叉神経、浅側頭静脈、目の強膜、強膜上静脈などをタッピングしていただいたら、けいれんが止まったようでした。

同じように背中のだるさ、足のしびれと対応していきましたが、すべてのメニューに恐怖と怒り（脇と目尻のツボ）が出てきます。「もしかしたら何かを怖がって不安になり、次々病気を作っていませんか？」と伺うと、半年ほど前に打ち身をした、それがなかなか治らず、ショックだった。自分は今まで病気になったことはないし、少々の打ち身ならすぐ治っていた。若いときとは違うとは思うが、不安になっている、ということでした。

けれど、恐怖とは別に、怒りや悲しみ、孤独感等が出てきます。「打ち身をなさったときの配偶者の方の反応はどうでしたか？」と伺うと、優しくはなかったということでした。そこで、配偶者の方を思考場に、その方のおっしゃった言葉などもタッピングし尽くしていただきました。叩き終えると、「すっきりしました。わかりました。全部クリアになりました」とおっしゃいました。ご自分で何かが見えたのでしょう。

たばこの臭いをさせながら来られた方がありました。ヘルストンの麦飯石でそれを掃除しようとすると、「いらない、いらない。今日はタッピングしに来たのじゃないから」とおっしゃいます。「は?」と戸惑っていると、「電磁波が部屋にひどくていつも音がしている。この部屋もほら、電磁波がすごい!」とおっしゃるので、フェイスブックからプリントアウトした電磁波カットシールと麦飯石を差し上げたら落ち着かれました。そして、最近自転車に乗っていて車の事故にあったのに、MRIの後、医師は塗り薬の痛み止めしか出してくれないという話をされました。

身体をチェックしたところ、尺骨神経、腰神経叢、仙骨神経叢、坐骨神経、脊髄神経が反応したのでタッピングしていただきました。事故のショックも恐怖、激怒、切なさ情けなさ、戸惑い、孤独をタッピングしていただくとずいぶん楽になられました。「このメニュー、お医者さんに渡したいので診断書を書いてください」とおっしゃいます。「私にはそんな権限もなにもありませんから無理です。第一私を信じるお医者さんなんてほとんどいないでしょ?」と言いましたが、その方は「診断書、診断書」と言っておられました。東洋医学のツボですから、こういうことも多々あります。

**現在行きついた私の方法 ― 抱えている問題全部を書き出し、年齢、関わる人物を特定して処理し、残りのトラウマを解消し、新たな自分を作りあげる**

前述のケース1の方のように、一三項目もの症状やマイナス感情があっても、七項目は結局父親による五歳のトラウマであったり、目が覚めたら両親が激しい喧嘩をしていて、怖くて起き上がれなかった八歳のときのトラウマ等が原因になったりしていますす。ですから、根源のトラウマを処理すれば複数の問題がクリアになることがわかってきました。

根源のトラウマを探すときには必ず、胎内、ゼロ歳、一歳、二歳という順に探していきます。たとえ本人が覚えていなくても、場所（家庭、各種施設等）や対象者（父母、先生、上司等）がわかるからです。

## ケース10 不安神経②

ステイタスもおありで、知的な職業の女性がこられました。

「体と感情が過敏ですぐ反応する」「息切れ、不整脈もある。精神の安定を確保したい」とのことでした。達成されている社会的立場からは意外な感じがします。しかし探っていくと、三、四歳ごろから母親への恐怖が全身を支配してきたようです。支配されていたのは、脳二〇か所、神経一一本、リンパ腺九本、筋肉二八枚、血管二七本、内臓など一八か所でした。

具体的には以下のとおりです。

脳は、帯状回、島、中脳、橋、延髄、小脳、第三脳室、松果体、視床下部、前帯状回、前頭前皮質、前帯状皮質、右前頭葉、右扁桃体、右下側後頭回、左前頭葉、左扁桃体、左海馬、紡錘回、後頭葉。

神経は、脳神経、頸神経、腋窩神経、筋皮神経、正中神経、胸神経、尾骨神経、大腿神経、坐骨神経、外側足底神経、脊髄神経の一一本。

リンパ腺は、脳リンパ節、扁桃、内頸静脈、気管支縦隔リンパ本管、腋窩リンパ節、乳び槽、総腸骨リンパ節、外腸骨リンパ節、膝窩リンパ節の九本。

筋肉は、前頭筋、口輪筋、胸鎖乳突筋、前部頸椎屈曲筋、後部頸椎進展筋、脊柱起立筋、菱形筋、棘上筋、烏口腕筋、僧帽筋、三角筋、大胸筋、大円筋、小円筋、広背筋、腹筋、小胸筋、上腕二頭筋、橈側手根屈筋、外腹斜筋、腸腰筋、腰方形筋、中殿筋、大殿筋、梨状筋、大腿筋膜張筋、薄筋、縫工筋、腓腹筋、前脛骨筋、腓骨筋、ヒラメ筋、頸半棘筋、頭半棘筋、多裂筋、小菱形筋の二八枚。

動脈は、浅側頭動脈、顔面動脈、内頸動脈、外頸動脈、椎骨動脈、腕頭動脈、腋窩動脈、上腕動脈、橈骨動脈、大動脈弓、上行大動脈、肺動脈、肋間動脈、胸大動脈、上腹壁動脈、腹腔動脈、腎動脈、腹大動脈、腰動脈、正中仙骨動脈、外腸骨動脈、下腹壁動脈、閉鎖動脈、大腿動脈、前脛骨動脈、後脛骨動脈、腓骨動脈の二七本。

内臓などは、皮膚、気管支、声帯、心臓、肺、胃、十二指腸、小腸、盲腸、大腸、副腎、腎臓、膀胱、肝臓、胆のう、すい臓、子宮、卵巣の一八か所でした。

ほとんどの部分に出ていた感情は、眉頭（とらうま）と脇（恐怖）、それにプラスして人差し指（虐《いじ》められ、または罪悪感）が少々というところでした。

タッピングした後は、ずいぶんすっきりされたようで「かるくなりました」と帰りました。これからが、本当のご自分として生きていかれるのです。

トラウマというのは、結局こういうことです。潜在意識と言われるものは、脳の記憶だけでなく、これだけ全身が母親への恐怖で支配されていたのです。この恐怖に支配された無意識が彼女を支配しているのですから、おおらかにゆったり自信をもって過ごせるわけはありません。

## 思考場の大切さ ― 必ず根源のトラウマを見つけなければならない

そのためには、タッピングだけではなく、丁寧なカウンセリングが必要になることもあります。

これを書き始めていた二〇一七年一一月、ケース２に書いたYさんから電話がありました。五年前のセラピーの後、いろいろカウンセリングを回ったり、テレビやネットで有名なK氏やH氏を当たってみたりしたが、この二人は、一年待ちとか大変らしいので、彼らに講習を受けたお弟子さんに頼むと一時間数万円と高額で、しかも何もよくならなかったそうです。

H氏のブログを読んでいたら、どうしようもない病気や症状のようなものは、本人ではなく母親のトラウマが原因だと書いてあったので、「マコ先生が前に同じようなことを言っていた！」と思い出し、即刻、電話をかけてこられたのでした。

頭もくらくらするし、気分が悪くて外へ出られないとおっしゃるので、翌日お宅に伺いました。それまでの五年間のお話を伺い、「血管が怖い」から始めることにしました。

血管に関するお母さんの記憶では、昔の産婆さんによる出産で、彼女を出産するとき大出血をし、命が危なかったと聞いたと、教えてくださいました。五年前はその話は出なかったので、「母」（思考場）と思ってもらって血管を二六本タッピングしていただいたけれど、効果はありませんでした。

今回は「母の出産時大量出血」と言って、血管を思ってタッピングしていただきました。すると、血管の出のいい私の手の甲を見て「先生の手こわい！　隠してちょうだい」と言っていた彼女が、「先生の手かわいい」と撫でてくれました。「もう平気みたいよ。絆創膏外してみたら？」と言うと、一応外したものの一〇年貼ってきた絆創膏にまだ未練がありそうにしていました。けれど、タッピングのツボ的にはクリアになっているので、ご本人にお任せしました。

その後、他のもろもろのトラウマを掃除した後、「あなたの未成熟部分の脳を発達させるタッピングの宿題出すわね。メニュー書いてね。小脳と書いて、そこに脇（のツボ）」と言いだした途端、「こわい！　小脳なんて、からだの中の、こわい！　こんな宿題がでるなんて、私は欠陥人間なんですか？　そんなんこわい！」「ちょっとタッピングすれば、完全になる脳なんていくらでもあるのよ」「こわい！　そんなん嫌や」とおっしゃいます。そこでひらめいたのが、「もしかして、あなたは何でも完全でないとこわい？　一番でないとこわいの？」と聞いたところ、間髪を入れず「そうです！　私は小さいときからいつも『私が一番！』と言ってきました」とおっしゃいました。これだ！　強迫の根源は！

そこで根源のチェックをすると、三歳時のトラウマと出てきました。ご本人は何も思い浮かばないとおっしゃいます。仕方がないので、さらにチェックをすると関係者は姉と出てきました。しかし思い浮かばないということなので、「一番でないと怖い根源の三歳のときの姉のトラウマ」を思考場にタッピングを始めました。すると、「姉は小さいときからいつも可愛い可愛いと言われてたんです」と言いだしました。私の指テストも強く反応しました。「一番でないと怖い根源の三歳のトラウマ」では、神経、リンパ腺、血管、筋肉、皮膚等が反応したので順次タッピングしていくはずでした。

ところが、「お姉ちゃんはいつも可愛い」で脇（恐怖）、目尻（激怒）、中指（悲しみ）、親指（親に対する切なさ情けなさ）、あご（恥）、鎖骨（孤独）を、反応がなくなるまでタッピングしつくしたところ、次にタッピングが必要なはずの神経、リンパ腺などの必要が全部なくなり、「私、小脳がこわいって言ってましたよね」と笑っています。そして小脳、第三脳室、視床下部、眼窩前頭皮質、脳梁、右前頭葉、右下側後頭回の宿題をサッサと書いて下さいました。

後日、宿題のタッピング場所の読み方をネットで探すのに、今までは人体図を見るのが怖かったのに平気で見ている自分にびっくりしたと教えてくれました。また、血管はヒリヒリピリピリしている感じがしていたけれど、手をさすりながら「大丈夫やからね」と言っていたら、翌朝は忘れていたとメールがありました。

彼女は生徒さんを教えておられます。私に五、六年ぶりに電話してこられた日は、頭が痛くて動けないと言っていました。ところがその翌々日には、朝から一六時まで生徒にテスト対策を教え、それからピアノレッスンをしても全然疲れていない。今は満たされた気持ちで、ワクワクしているとメールを送ってくださいました。元々一番で来られた方、その後なんと、これだけの脳の宿題を五日でクリアされました。完璧でなくてよくなったはずが、かえって完璧になったようです。そして「私のこと、本に書いて下さい！」と言って下さいました。ありがとうございます！

その年の年賀状には「今年はあちこち出掛けます！」と書いてありました。

前の職場でパワハラに遭い、今の職場に移って環境が良くなったにもかかわらず、追い詰められ感が出て、職場に行けないという方が来られました。

どうチェックしても、前の職場より以前に原因があると出ます。けれど、親とか幼少期ではありません。反応した年齢に何があったのかを伺うと、就職先で二か所の責任を一手に引き受けさせられ、追い詰められて必死に働いていたということでした。このときの追い詰められ感をタッピングしていただくと、楽になって帰られました。このように本当の原因というのは、探ってみないとわからないことも多々あります。けれど、自信がないとか自己否定的な方はほとんどの場合、親からのトラウマを受けていることが多いようです。

## ケース11　自分はできない、前向きになれない

「五〇年以上ずっと、やる気力がでない。まず最初に頭に浮かぶのは『私はできない』という言葉です」という方がいらっしゃいました。

タッピングの後は、「体が楽になったような気がします」と、「自分の足で前に歩いて行っている私」のイメージを作って、帰って行かれました。

その方の母親は、保育器の中の未熟児に対して大変な恐怖を持っていたところへ、自分の子が未熟児で生まれてきたので、ひどいショックを受けました。物心つく前から「あなたは未熟児だったから、人より努力しないとダメ」と、何かといえば「未熟

児だったから」と言い続けられたそうです。

そこで、母親からの支配を受けている脳は、帯状回、視床下部、右前頭葉、右扁桃体、左扁桃体、視床網様核、神経は、脳神経、橈骨神経、腰神経叢、仙骨神経叢、坐骨神経、迷走神経で、筋肉五枚、血管九本、骨五本、内臓一二か所をタッピングしていただきました。ほとんどの感情は恐怖と激怒でした。

その後、不登校だった高校生の娘さんをつれてこられました。本当に教育ママで、娘さんにも息子さんにも、幼児期から「右脳教室」、ピアノ、プール、そろばん等々、沢山習わせていました。子どもたちはそのすべてが楽しくなかったそうです。子どもが成長すると彼女は成績に執着するようになり、子どもたちは言いたいことが言えない状態でした。「ひとこと言ったら百言返ってくる」とご主人はおっしゃいます。子どもたちが百点をとっても、彼女はほめてくれません。点数が「良くないと」言い続ける。これが娘さんを中学で不登校に追い詰めたのです。

そこで、「どうして、子どもの成績、成績と気になるのかな。根源はなにかかな？」と、もう一度、彼女自身のトラウマをチェックしてみました。四歳、幼稚園が原因と反応します。思い出していただくと、いつも、お弁当を食べるのが遅くて、食べ終わるまで一人残されていたそうです。母親は「あんたは未熟児で生まれたんだから、人より……」と言い続け、「お弁当もさっさと食べられない！　恥ずかしい！」と烈火のごとく怒ったそうです。

この方からは、このトラウマをとり、娘さんからは、ずっとため込んできた母親への恐怖と物凄い激怒の数々を掃除し、「自分自身でしたいことを、お母さんを気にせずしている自分」のイメージを作っていただきました。母親には「何でもかんでも自分の独断で引っ張るのではなく、お子さんたちがしたいことをするまで、待ってあげてね。見守ってあげてね」とお願いしました。

## ケース12　やる気が出ない

音楽的にとても才能のある学生さんがいました。ご家族みなさん才能豊かな人たちです。その学生さんは集中力がない、朝が起きられない、自己否定が強いなどの主訴をもって来られました。

調べていくとその根源は「ママ」と出ました。

脳の反応場所は、第三脳室、背内側前頭前野、前帯状回、そして虐待を受けたため未熟になる前頭前皮質、前帯状皮質の二か所及び前頭前野連合野（芸術的な才能を生かすため、ここは触りません）でした。

神経は、脳神経、頸神経、筋皮神経、腰神経叢、脊髄神経、三叉神経、迷走神経で、ほかに、リンパ腺三本、筋肉一〇枚、血管九本、内臓一一か所をタッピングしていただきました。感情のほとんどは、恐怖、激怒、孤独でした。

原因は母親から「どうせ、○○なんだから」など、常に人格を否定するような言葉を投げつけられて育ってきたことです。トラウマをタッピングしているときには、傷が深いほど、眠くなることが多いと前述しました。彼女は母親の言葉をタッピングしているとき、だんだん眠くなり二〇分間眠ってしまいました。のちに母親が、「この子は私と同じ才能があるから、私と同じようにしていればできるはずなのに、自信がないんですよ」とおっしゃったので、「娘さんはきつい言葉で精神的虐待を受けて、脳の一部が、未熟に育ってしまったからですよ」と申し上げました。

この学生は「ママの言葉に傷つかないで、自分自身を貫いているわたし！」のイメージを確立して帰っていきました。

親は不用意に子どもが傷つくような言葉を放たないように、気を付けなければなりません。

**子どもには、決して他の子と比べるようなことをしても言ってもいけない**

大人の思いがけない言動がトラウマになることが多々あります。

ケース2の「一番でないと怖い！」のYさんも、「お姉ちゃんは可愛い」「私はそうではないから一番にならなければ」という言葉から、恐怖が作られたのではないかと思われます。

五〇代の女性で、摂食障害で食べては吐くを繰り返していた方がありました。根源を探っていくと父親と出ました。食べては吐く症状を私には内緒にしておられました。私は以前に父親のトラウマは全身から取ったと思っていたので、考えあぐねて思いついたのが「お父さんの言葉」でした。彼女の口から出てきたのは「お前は何を着せても着せ甲斐のない奴やな」でした。彼女は日本的な優しい顔の小柄な方です。二人の妹さんは、彫りの深い、モデルのようにスタイルのいい方たちだとのことです。そして、父親は服装関係の仕事をしていたということでした。このトラウマを取った後、「こんなことだったんですねえ」とご本人が驚いていらっしゃいました。

## ケース13　うつ②

鬱《うつ》で、自己肯定感のない方が来られました。前向きになれない、やる気が出ないという方で、根源は三歳のときの父のトラウマと出ます。でも父親では全く心当たりがないと言われます。

けれど、父親でチェックをすると次のような場所のタッピングが必要でした。

脳は、島、中脳、橋、延髄、小脳、背内側前頭前野、前帯状回、眼窩前頭皮質。

神経三本の感情は、川村アルゴリズム（ＫＡＬＧＯ）のフルバージョン。

リンパ腺三本の感情は、恐怖、激怒、悲しみ、親への切なさ情けなさ、当惑、恥、孤独。

筋肉一一枚の感情は、フルバージョン五か所と恐怖、怒り、悲しみ、親への切なさ情けなさ、当惑、恥、孤独。

血管六本の感情は、フルバージョン二本、いじめ、恐怖、怒り、悲しみ、親への切なさ情けなさ、当惑、恥、孤独。

骨三本（恥骨、坐骨、腸骨）の感情は、恐怖、激怒、悲しみ、親への切なさ情けなさ、当惑、恥、孤独。

内臓一四か所の感情は、心臓、胃、卵巣、皮膚がフルバージョン、そのほかが、いじめ、恐怖、激怒、悲しみ、親への切なさ情けなさ、当惑、恥、孤独でした。

感情は、ほとんどが恐怖、激怒、悲しみ、親への切なさ情けなさ、当惑、孤独などに支配されていらっしゃいました。それぞれ年齢でのトラウマを取った後、「姉は優秀で父に褒められていたけど、私と兄は褒められたことがありません」とおっしゃいました。全部のトラウマを取ったと思ったのに、「私はもっと頑張らないといけないと思う」とおっしゃったので、

私「どうしてですか?」　CL「そうしないと認められないから」

私「誰にですか？」　ＣＬ「え？……」
私「お父さんに認めてほしいのですね？」　ＣＬ「あっ！」
ということで、「お父さんに認めてほしい」を思考場にタッピングをしつくしたところ、スッキリなさいました。

**トラウマを取りつくした後は本来のしっかり自立した自分を作り直す**

どんな自分になりたいかを伺って、それをイメージしながらタッピングをしていただきます。10から0まで数値化して、10が最悪、私のところに来られた状態です。そこから「もう私は大丈夫」と、安定して歩いて行ける状態になったところを0とします。
タッピングするたびに確認をしながら、途中で数値がダウンしなくなったら、理由は何かを考えて、その問題をクリアにしていきます。「0です。行けそうです」となったら終わりです。そこから数十分がほっこりタイムのようです。

## 2　代理と遠隔

代理とは、ご本人に何らかの理由があって自分でタッピングできない場合、身内でも他人でも誰でも、その方のどこか体に接触してタッピングすることで、同じ効果を出すことができるというものです。「代理」で効くのです。ただし、ご本人も代理をなさる方も「逆転直し」（18ページ参照）をしてからです。また、一番大切なのは、思考場が一つでなければいけないということです。そのため代理をなさる方は、頭をからっぽにして、ご本人の思考場でタッピングしていただかないといけません。

「胎内のトラウマから掃除していかないといけない」ということを見つけたきっかけになったのは、母親の代理でした。

遠隔とは、離れた場所にいる人のために代理タッピングをすることです。タッピングをしなくても、野口整体やレイキを習われた方は、離れた場所の人に気を送ることができるようです。

タッピングの遠隔は、目的の人とその方の治したい思考場を思い浮かべて行います。不安や恐怖といったような抽象的なものより、胃、脳神経、鎖骨下動脈、右海馬等と具体的なものの方が効率は高いようです。

不思議なことに、女性は子どもに対してなら誰でもできるし、特に三歳未満（脳発達年齢も含め）のお子さんの母親は、自分の子どもを思い浮かべてタッピングをすると、抽象的なものでも高い効果を出されます。ところが、男性は気を動かせる方や気功太極拳、レイキ、野口整体などを習われた方でないとできません。精神科の先生方とその話をしていたとき、「ミトコンドリアの遺伝や、多分（注４）」とおっしゃった先生がおられましたが、私にはわかりません。女性と男性では気（エネルギー）の働きに違いがあるのかもしれません。

母親が、タッピングのセラピーのために、二歳の子どもを保育室に預かってもらってきました。その子は一段の段差で転んで、怖くなって降りられなくて、お尻からこわごわ降りるようになったということでした。では、ということで彼の「段差を降りるのが怖い」を母親に遠隔代理でタッピングしてもらいました。終わって階下に子どもを迎えに行った母親が、「先生、先生！　すご〜い」と叫んでいます。何事かと思ったら「すごーい！」と叫んでいる母親の前でその子が、楽しそうに、段差を何度もぴょんぴょん飛び下りたり、上がったりしていました。事務所のスタッフさんも、それを見ながら「（お尻からこわごわ降りていた）らしいですねえ」と半信半疑の顔をして見ておられました。

本人の代わりにタッピングをして効果をだすということは、体に接触しなくても、相手を知っている場合、この二歳の子の例のように、女性には遠隔でできる場合もよくあります。けれどなぜか一般的に男性にはできないようです。

私たちがアメリカに旅行中の三週間、私の夫が友人のために、毎日相当な数のタッピングをしたことがあります。私も夫も（と言うより私が）遠隔は誰でもできると思っていた頃です。日本に帰ってみると、その友人には何の変化もなく、夫は「あの毎日のタッピングはなんだったんだ！」とがっかりしてしまいました。わかっていれば、私がしてさしあげられたものを。残念！でした。

私が行かせていただいている母子福祉施設では、ＤＶ夫と離婚の係争中という方がよくおられます。

あるケースで、ＤＶ夫側が子どもに面会する権利を主張していたので、母親はとても困っていました。調停員も最初は、子どもの目の前で母親を殺しそうになったということで反対していたのですが、ＤＶ夫の泣き落としに次第にほだされて、「父親なんだから権利が……」と言いだしたそうです。

子どもたちは、父親が目の前で母親を殺しそうになったのを見ているので、怖がって絶対会いたくないと言っているそうです。私にも「あいつな、ママを殺そうとしたんやで」と言っていました。

仕方がないので、そのＤＶ夫の、育っていない動物脳である、中脳、橋、延髄や切れる脳である背内側前頭前野や前帯状回、眼窩前頭皮質などの、脳の未熟を遠隔で代理タッピングをして、夫を育てる気があるかと妻に聞くと、やるしかないということになりました。

それから三か月、彼女は夫のタッピングの宿題を「なんでこんな奴のために」と腹を立てながらも続けました。そのうちに相手の弁護士から「ご主人、大分穏やかになってこられましたよ」とか、「殺しそうになったのを見られた子どもたちに、どんな顔を向けたらいいかわからないので、もう会わなくていいと言っておられます」と連絡がきました。それまでのようなメールでの脅しや嫌がらせもなくなり、調停員からも「もう調停の必要がないのでは？」との勧めで、直接話し合うこととなり解決しました。彼女は「今が幸せです」と施設を卒業していかれました。

彼女の「なんでこんな奴のために」と、腹を立てながらもやりとおした三か月間の遠隔代理タッピングの勝利であったと思います。

遠隔は便利なのですが、我が家では朝から携帯が鳴って、「会社に行かないといけないんだけど胃が痛いの、メニュー（ツボの順番とタッピングの回数）作って」、「腰が痛いのなんでかな」、「風邪気味で頭痛と咳と洟が出る」、「頭痛と咳はましになったけど、洟がまだ残っている」等々と同居ではない家族から、そんなときだけ遠隔タッピングの依頼があります。

遠隔のタッピングは女性が、思考場（焦点）さえはっきりさせておけば、誰でもできるようですが、チェック（筋肉テストや指テスト）する側なら、「気」を確実に感じられることが必要だと思います。
全くの初心者が、四歳以上の人をする場合は、あまり確信が持てません。

このタッピングは、もともとが東洋医学のツボを使用しているものなので、自然治癒力は普通に働きます。

私の夫は一〇年ほど毎年一回は、東南アジアのどこかで開催されるアジア日本人男声合唱祭に、マレーシアのクワラルンプールグリークラブの一員として参加していました。アジア各地に赴任しておられる日本人男性が、その地で男声合唱団を作り、活動しておられるのですが、人数の少ないところも多いのです。そこで、各国持ち回りで年に一回、この合唱祭を開き、総勢一〇〇人ほどが集まって最後は全員で歌います。

家族もそれを楽しみ、演奏会後の打ち上げの様々な出し物を楽しみに集まっていました。その合唱祭に私も必ず、夫についていきました。日本から離れて暮らしていらっしゃる方々にとって、無料でタッピングを教え、とにかく自然治癒力が働くようにしてくれる私は便利な存在のようでした。

ある年、出発前に三人からタッピングの予約をいただいていたのですが、予約していない一人がぎっくり腰になり、ホテルのロビーをそろそろと歩いておられました。その方は、すぐそのあとの本番で独唱をしないといけないのです。「私たちの部屋にいらっしゃい」というと、以前の合唱祭で、彼は女装で司会をし、慣れない女性の化粧品にかぶれ、それを私が治した経験があるので、すぐにやってこられました。

彼は本番に間に合って、しっかり独唱をし、おまけに、無理をしてはダメと言っているのに、打ち上げで踊りまわったのです。それを目撃していた方々が「私も、私も」とタッピングを希望したので、三人の予約のはずが、急に八人になってしまいました。こういうときは、心理的なセラピーというより、医者か整体師に治療を求めるような希望が多くて大変です。無料だからいいようなものですが、謝礼をとっていればどこかから文句が来そうな感じです。

ホテルの私たちの部屋に来ていただいたり、症状によってはこちらからお部屋に伺ったり、翌日も出国までけっこう忙しく過ごすことになってしまいました。

何かと使い勝手のいいタッピングです。

注1　トキシンに被ばく
せっかく症状が改善したのに、その方の身体が嫌がっている飲食物（トキシン）を取ったために再発した場合、ＴＦＴではトキシンに被ばくしたといいます。

注2　解離
今現在の本来の本人ではなく、別人格になってしまうこと。

注3　体の形状記憶
一旦きついトラウマを体験してしまうと、体はそのときに体験した記憶を脳、神経、筋肉、血管、骨など全部にとどめたまま生きていきます。私はこれを体の形状記憶といっています。これを取らない限り、トラウマをすっきり取り切ることはできません。

注4　ミトコンドリアの遺伝
ミトコンドリアとは細胞内にあるエネルギーを生産する小器官。核ＤＮＡを持つ人類の祖先は二〇〇万年前に遡る（二〇〇万年前にアフリカ大陸を出た）が、ミトコンドリアのＤＮＡは二〇万年前。遺伝子の伝達は、卵の中にあった母親のミトコンドリアＤＮＡだけが子に継承される（NATIONAL GEOGRAPHIC 連載「『研究室』に行ってみた。篠田謙一」参照）。

# 第5章 性的虐待はありとあらゆる精神の問題を作る

この章を最後まで読んでくださる方は、心の広い、勇気と誠実さにあふれた方々だと思います。ありがとうございます。

## 1 性的虐待は人格的殺人です

セクハラ、性的いたずら、性的嫌がらせは暴行です。

世の多くの男性が女性の心と身体を大切に思わず、自分たちを楽しませてくれるべき存在だと、どこかで軽く思っているから、このようなことが起こるのではないでしょうか。

その良い例として、二〇一七年ある民放が超有名な脚本家による、往年の有名俳優を集めた見ごたえのある楽しい養老院ドラマを放映しました。テレビで活躍した人たちを、素晴らしい立地の豪華な老人ホームで無料で面倒を見るというものです。そこまではいいのですが、ドラマでは、そこに働く若い女の子が集団暴行にあってしまうというエピソードを、信じられない軽さで描いていたのです。

人気《ひとけ》のない道を、夜中に自転車で帰宅する彼女を車で待ち伏せていた数人の若者たちが襲ってボロボロにします。その施設の院長は医師ですので、彼女のケアをして休ませます。それを知った老人ホーム入居者の、むかし、腕をならした老人たちがその若者たちのところに行って、彼らをぼこぼこにやっつけて意気揚々と帰ってきます。数日すると彼女は老人ホームの元の職場に復帰し、入居者の往年の女優たちから「そんなことは忘れて前向きに生きるのよ」といわれ、何事もなかったように元通り明るく働いているのです。

これは、現実にはあり得ない話です。

男性の皆様！　一度、目をつぶって想像力を働かせてください。

純真な中学一年生のあなたが、希望に燃えて登校し、希望のクラブ室に飛んで行きました。すると、待ち伏せていた他校の複数の学生に襲われ、凌辱されてしまいました。あなたの体に痛み、悔しさ、洗っても取れない精液の気持ち悪さ、やるせない悲しみ、怒りが充満しています。それを知った上級生が仕返しに行ってやっつけてくれました。

それで、あなたは翌日から普通の顔をして全校生徒の前を行き来できますか?「あなたの体の痛み、悔しさ、取れない精液の気持ち悪さ、やり場のない怒り」を被害者として感じてください。性的なトラウマを読むときは、ずっとその感覚を持っていてください。

複数の男から全く抵抗できない状態で手籠めにされ、体中に残った痛みとやり場のない怒り、口惜しさ、悲しさ、恐怖、無力感、吐き気を催す精液の、物理的に洗っても、洗っても取れない精神的苦痛と気持ち悪さ。これらがまとわりついて自殺する人は何人もいるのです。コトが起こった場所やそれを思い起こさせるような場所には二度と近づけません。自分がそういう被害にあったことを周りの人たちに知られたら、二度とその場には行けません。顔を見られないように、元の職場には戻れなくなるのです。

そして、その後の人生では忘れるどころか、何度もフラッシュバックが起こり、パニックになったり、自己嫌悪や男性恐怖症になったり、なんとか克服したように見える人たちも、心底には不安や恐怖を抱えて生きているのです。真の幸せな結婚生活を送るのはとても難しいのです。そうした方は沢山いらっしゃいます。

## 性的トラウマの解消 ― ある女性のケース

ここまで読み進めてくださった方は、お分かりだと思いますが、このタッピングは、トラウマを受けたときの全身の記憶を、タッピングしながら再体験することで、トラウマが解消していくのです。

従ってトラウマが過酷であれば過酷であるほど、再体験は苦しく辛いものになります。

これから形状記憶の実例を書いていきます。男性の皆様は先ほどの「あなたの体の痛み、悔しさ、取れない精液の気持ち悪さ、やり場のない怒り」を感じながら、タッピングを体験してください。

ここに出てくる人体の臓器や神経、血管、筋肉、脳などの名称を、ただの文字の羅列と見ないでください。口に出してみてください。あなたの体のどこにあるか知っていますか。

## ケース14　解離

ときどき解離を起こす、意識が飛ぶという女性がいらっしゃいました。

幼少期に義父から継続的な性的虐待を受けたようです。タッピングでは、何もお話しされなくても、「義父」といっただけで体中がそのときのトラウマの場所を教えてくれます。辛いことですが、タッピングでそのときの感情を再体験することで、それが解消していくのです。

そのため、各部位で「気持ち悪いです」「吐きそうです」とおっしゃり、泣きながらタッピングされました。あまりにも辛そうなので、横に付き添っておられた「娘さんに代理をしてもらいましょうか?」と伺いましたが、泣きながら「頑張ります」とタッピングをつくされました。四時間半ほど叩いたところで、「あ！　晴れました」と晴れ晴れとしたお顔をなさいました。

義父で反応した場所

脳（義父の脳がこうなっており、彼女の脳を支配している）では二〇か所ありました。

帯状回 ……　血流がよくなれば動物脳（中脳、橋、延髄）をコントロールする

脳幹（中脳、橋、延髄）……　様々な神経伝達物質をつかさどる

第三脳室・松果体・視床下部 ……　間脳、ホルモンなどを左右する

小脳 ……　身体の平衡や四肢の運動の調節、脳全体の統合や強調

前頭前皮質・前帯状皮質 ……　虐待されて未発達で育った脳

脳梁 ……　右脳と左脳をつなぐ

側坐核 ……　脳髄液に関係する

右前頭葉・右扁桃体・右海馬・紡錘回 ……　人の気持ちを知る感じる脳

左扁桃体 ……　喜怒哀楽の感情

この脳の状態から読み取れる彼女の義父は、本能のままに生きている悪魔のような男だったということでしょう。

神経（彼女が支配されていた神経）は以下の一〇本。脳神経・頸神経・筋皮神経・正中神経・胸神経・腰神経・腰神経叢・仙骨神経叢・坐骨神経・内側足底神経・脊髄神経。

リンパ（彼女が支配されていたリンパ）は以下の一〇本。脳リンパ節・扁桃・頸リンパ節・内頸静脈・鎖骨下静脈・気管支縦隔リンパ本管・腋窩リンパ節・肋間リンパ節・乳び槽・鼠径部リンパ節。

骨は一一本。頭蓋骨・腰椎・肩甲骨・鎖骨・胸骨・肘関節・恥骨・坐骨・仙骨・股関節・膝関節。

血管は一五本。浅側頭動脈・外頸動脈・腋窩動脈・橈骨動脈・大動脈・上行大動脈・肋間動脈・胸大動脈・腹腔動脈・腹大動脈・総腸骨動脈・内腸骨動脈・下腹壁動脈・大腿深動脈・前脛骨動脈。

筋肉は二五枚。前頭筋・胸鎖乳突筋・肩甲挙筋・脊柱起立筋・僧帽筋・三角筋・広背筋・腹筋・尺側手根伸筋・外腹斜筋・腰方形筋・大腰筋・腸骨筋・中殿筋・大殿筋・薄筋・骨盤底筋・ハムストリング筋・腓腹筋・後脛骨筋・腓骨筋・ヒラメ筋・頭板状筋・頭板状筋・小菱形筋。

内臓などは一九か所。皮膚・気管支・甲状腺・心臓・肺・胃・十二指腸・小腸・盲腸・大腸・副腎・腎臓・膀胱・肝臓・胆のう・すい臓・脾臓・子宮・卵巣。

脳だけでなく全身にこれだけの後遺症が残っているのを知ってください。

彼女の全身からこれだけのトラウマをたたき出さなければならなかった感情は、川村アルゴリズム（ＫＡＬＧＯ）のすべて、つまり、とらうま、身体的とらうま（体の痛みや違和感）、いじめられまたは罪悪感、不安、恐怖、イライラ感、怒り、激怒、悲しみ、（親に対する）切なさ情けなさ、当惑、恥、孤独でした。

一個一個、一本一本のアイテムについて、それぞれこれだけの辛い感情を処理していかなければならなかったのです。

この例は小児虐待ですが、男性の皆さんが意識を変えてくださらない限り、世の中の被害を受けた女性と、その女性に育てられる男性も含めた子どもたちの悲劇は終わらないと言えます。

前に、話を聞かなくても、反応する体の部位で性的虐待かどうかわかると言いました。次の例は本当の幼児の例です。

## ケース15 転倒、頻尿、パニック

ＤＶ被害者の母親から、保育園に行っている子どもがよく転倒する、頻尿でおもらしするとパニックになって泣きわめく、という相談がありました。

母親を代理にその根源をチェックすると、転倒も頻尿もパニックも父親でした。この父親とはもう別れていますが、形状記憶をチェックしていきました。

父親の中脳、橋、延髄、第三脳室、松果体、視床下部が未熟なのは、母親をセラピーしたときにわかっていました。他に、前頭前皮質、前帯状皮質という虐待を受けた子が未発達になる部分で恐怖、激怒、孤独の三つの感情の処理が、この幼児には必要でした。

父親のトラウマが残っている身体の場所は以下のとおりです。

神経は一三本。脳神経・腰神経叢・仙骨神経叢（以上、感情は川村アルゴリズムフルバージョン）・胸神経・尾骨神経・脊髄神経（感情は恐怖、激怒、孤独）・橈骨神経・総

腓骨神経（以上、イライラ、激怒、孤独）・筋皮神経・橈骨神経・脛骨神経（以上、激怒、恥、孤独）・三叉神経・迷走神経（以上、恥、孤独）。

血管は一四本。鎖骨下動脈・上行大動脈・胸大動脈・腰動脈・橈骨動脈・上腸間膜動脈（以上、とらうま、いじめ、不安・恐怖、イライラ、怒り・激怒、悲しみ、親に対する切なさ情けなさ、当惑、恥、孤独）・腹大動脈（いじめ、恐怖、激怒、孤独）・椎骨動脈・腕頭動脈・正中仙骨動脈・内腸骨動脈・下腹壁動脈・閉鎖動脈（以上、恐怖、激怒、恥、孤独）・腹腔動脈（激怒、孤独）。

筋肉は一五枚。尺側手根屈筋・腹筋・外腹斜筋・腸腰筋（腰方形筋＋大腰筋）・中殿筋・大殿筋・薄筋・ハムストリング筋（以上、とらうま、恐怖、激怒、恥、孤独）・大腿筋膜張筋（不安、恐怖、激怒、恥、孤独）・脊柱起立筋・腸骨筋・大腿四頭筋・内転筋（恐怖、激怒、恥、孤独）・縫工筋・前鋸筋（以上、激怒、孤独）。

頻尿用（頻尿が改善した子のメニューを名付けた）カルテでは、総腓骨神経・腰神経叢・骨盤底筋・腹直筋・膝下リンパ節・大陰唇（以上、とらうま、恐怖、イライラ、激怒、恥、孤独）・内転筋（恐怖、イライラ、怒り、悲しみ、恥、孤独）・小陰唇（イライラ、

激怒、孤独）・膀胱・脊髄神経・眼窩前頭皮質（激怒、恥、孤独）です。

パパへのトラウマ感情をまとめてママが代理でタッピングして取り切って、そろそろ終わったかなと思う頃、本人がカウンセリング室に飛び込んできました。ちょうどいいので、「パパ」と言ってもらいました。すると、そこからまた、子どもの感情の激怒、悲しみ、親への切なさ情けなさ、当惑、恥、孤独がどんどん出てきて、一〇分ほど余分にかかりました。四歳以上の子どものための代理タッピングには限界があるなと、思った瞬間でした。

二、三歳で記憶になくても、体はトラウマを全部記憶しています。母親は、この子の父親は、いつかこの子に手を出すだろうという予感があって、それも原因の一つで別れたそうです。でも、間に合わなかったのです。溜息しかありません。

この子は、その後、ほとんど転ばなくなり、たまにおもらしをすることがあっても、「おもらししちゃったあ」とケロッとしているそうです。

幼児に対する性的虐待は、本人に記憶がなくても全身が記憶しているため、その子の無意識を一生支配しています。加害者である男にとっては一瞬かもしれませんが、その子の一生を不幸にすることを忘れないでください。

## ケース16　不登校、リストカット

中学で不登校になった少女がいます。クラスに乱暴な男の子がいて、他の子も迷惑しているということです。そこで、その男の子にまつわるタッピングをして帰宅してもらいましたが、一向に改善しないようでした。他の心当たりの親族についてもタッピングして、母親が付き添い、別室登校を続けて卒業しました。高校に入り、少しだけ登校したのですが、また調子が悪くなりました。私も行き詰まって、彼女に気持ちをふっきるよう押し付けたこともありました。それからは、本人は来ず母親の「代理」タッピングが続いていたのですが、リストカットをするまでになりました。ついに、「代理は無理、本人を連れてきてください」とお願いしました。

今までいろいろな親せきをタッピングしてきましたが、昔に離婚して、本人にあまり記憶のない父親については、トラウマ取りをしていなかったことに気づきました。各形いやいや泣きながら入ってきた彼女に、「お父さん」と言ってもらいました。

状記憶のタッピングの後まとめて、とらうま、激怒、悲しみ、恥、孤独をタッピングしつくすと、明るい笑顔で「今日は来てよかった」と帰っていきました。

彼女が「父親」で反応した場所は以下です（!印は性的虐待を示しています）。

脳は、背内側前頭前野・前帯状回・眼窩前頭皮質・右前頭葉・左海馬・視床網様核・紡錘回。

神経は、脳神経・筋皮神経・腰神経叢（!）・仙骨神経叢（!）・尾骨神経（!）・総腓骨神経（!）・内側足底神経（!）・脊髄神経・迷走神経。

リンパ腺は、脳リンパ節・扁桃・頸リンパ節・リンパ節・腋窩リンパ節・乳び槽、膝窩リンパ節（!）。

筋肉は、胸鎖乳突筋・後部頸椎伸展筋・脊柱起立筋・僧帽筋・大胸筋・腹筋（!）・腕橈骨筋・総指伸筋・腰方形筋（!）・大腰筋（!）・腸骨筋（!）・中殿筋（!）・大殿筋（!）・大腿筋膜張筋（!）・大腿四頭筋（!）・膝窩筋（!）・腓腹筋（!）・長趾伸筋（!）・骨盤底筋（!）・恥骨筋（!）・多裂筋・頸板状筋・頭板状筋・小菱形筋。

血管は、浅側頭動脈・内頸動脈・総頸動脈・腋窩動脈（！）・大動脈弓（！）・上行大動脈（！）・内胸動脈・肋間動脈・腹腔動脈（！）・腹大動脈（！）・腰動脈（！）・総腸骨動脈（！）・外腸骨動脈（！）・大腿深動脈（！）・腓骨動脈（！）。

内臓は、一六か所のタッピングが必要でした。これらの主な感情は、とらうま、恐怖、激怒、恥、孤独でした。

余り幼くて、彼女に記憶はなかったようですが、形状記憶のうち、（！）をつけた性的虐待がほとんどです。私が早く思いつかなかったことで本当にかわいそうなことをしたと思いました。

つい最近、母親に会いましたが、彼女が通信制で高校の勉強を楽しんでいると聞いてほっとしました。

これ以上の例は書きませんが、小学生の不登校にも、明らかに父親の性的虐待があったと思われるケースがよくあります。

私のかかわったケースで、本当にこんなことが許されていいのかと憤懣《ふんまん》やるかたない思いがあります。

## ケース17　境界例

私のところに来たときは大学生でしたが、それまでに、すぐに死にたいと思ったり、頭痛や吐き気など精神的不調を学校で起こして、実際、自殺未遂で入院していたこともある女性がいました。

中学のころから、著名な音楽家に楽器を習っていて、才能もあったのでしょう、高校生になってもそのまま続けていました。

なぜ、精神に不調をきたしたのでしょう？　それは、その音楽家に実家から離れた学校に呼ばれ、個人レッスンの際に、継続的にレイプを受けていたからです。精神的不調を起こしはじめたころに、面会に来た母親に帰りたいと頼んでも、「実家に帰してもらえなかった。助け出してくれなかった」ことで絶望し、ますます追い詰められていったようです。音楽家からは、「訴えても無駄だよ。誰も信用してくれないし、君の将来がなくなってしまうんだよ」と言われたそうです。

彼女だけでなく、他の子も青い顔をし、体調を崩して、消えていったそうです。告発するかどうかと話し合ったこともあるようですが、結局誰にも信じてもらえないだろうとやめたそうです。私は、このときに、何もしてあげられない大人として、腹が立って腹が立って、その音楽家が大きな顔をしている会場に行って、彼の面前で「卑劣極まりない自分の行いに、恥を知れ！」と言いたい思いでいっぱいでした。

カルテには、「人に言ったらどうなるかわかってるね」という、脅しのトラウマを取っている項目が残っています。彼女は大学で顔を合わすのが恐怖で、自殺を図ったのだそうです。

何年もたった現在、この音楽家が第一人者としてネットに満面の笑顔で出ているのを見ると、彼に人生を狂わされた少女たちのことを思って、許せない気持ちがますます膨らんできます。音楽家である妻がそれを知っていて、許しているのが信じられません。

「俺は音楽では一流だから、何をしても許される」と思うことを、許しているのは私たちの社会です。何とかしないといけないのではないでしょうか？

この音楽家を、ネットに出ている写真でチェックしてみました。虐待されて育つと未発達になる脳である前頭前皮質、前帯状皮質が「未発達」と反応します。

今まで私がセラピーをした女性たちに、小さいときから性的トラウマを与えた犯人は、祖父、実父、養父、義父、母の愛人、兄弟、叔父、伯父、従兄弟、その他、まるで何でもありでした。

どうしたら、これを終わらせることができるのでしょう。

## 2　日本の現状

ある女性がレイプされたことを公表なさいました。しかしなぜか、すべてがうやむやにされてしまったようです。それはあってはならないことです。女性への凌辱という卑劣な行為を、なかったことにしてしまう。日本に今なおこういった意識傾向があることが、世界経済フォーラムで発表されています。男女格差の国別ランクで、日本は一一〇位（二〇一八年度）、G７（フランス・アメリカ・イギリス・ドイツ・日本・イタリア・カナダ）といわれる先進七カ国中の最下位という恥ずかしい結果の、根本原因だと言わざるをえないでしょう。

とにかく、これを改善するためにも、国は襟を正して、毅然とした態度でしっかり調べなおし、国民に範を示さなければならないと思います。そうしないと、どんな開発途上国にも負けている、一一〇位を改善することは無理でしょう。

このままで、オリンピック、パラリンピック、世界万国博を開くのですか？

#MeToo（SNS）のセクハラ告発では、告発した女性が批判にさらされているということです。私はこの批判をしなければ気の済まない人たちが、実際は幼いころからどういうつらい生活を送ってきたのかしらと、トラウマを取ってあげたい気持ちでいっぱいになります。

自分は陰に隠れて、辛い目にあっている人たちをますます痛めつけることに快感を感じる人たち、つまり、幼少期に親から愛情を十分にもらえなかったと思える人たちは、自分より弱い人を陰から攻撃することによって、うっぷんを晴らしているようです。

こういうことを見聞きするたび、この人たちはどんな不幸な精神的生活を送ってきたのかと胸が切なくなります。

数年前、青少年活動として少年たちを集めて性的虐待を続けていた若い男たちのグループが摘発されました。その被害にあった子どもたちのトラウマを早くとらないと、その子どもたちの将来が暗いものになると思い、精神科の先生方に「トラウマ取りのボランティアで行くチャンスはありませんか」と、聞いて回っていましたが、機会はありませんでした。あの子たちがどうなっているかと思うと気がかりで仕方がありません。

DVの加害者にも、幼少期に親から虐待を受けていた場合に未発達となる脳の部位（前頭前皮質、前帯状皮質）が未熟な人が多いようです。

八歳のときに『ぼく、アスペルガーかもしれない』（花風社）という本を書いた、中田大地君の二冊目の著書、『僕たちは発達しているよ』の中に、

「この一年で僕は発達しました」

「男と女、世の中には男と女がいるそうです。チンチンがないのが女の子です。女の子はチンチンの代わりに、大事な仕事をする役割があるそうです。それは赤ちゃん

を産むことです。女の子のお腹には、赤ちゃんが生まれる準備をする部屋があるそうです。だから、女の子の体はとても大事で、男の子は女の子を守る役割があるそうです。女の子のお腹に乗ったりキックしてはいけません」（一〇四ページ）

とあります。アスペルガーの診断を受けた八歳の大地君が、これだけのことを教えられているのです。女性も女性の体も男性と同じように尊重される教育をしない限り、日本の国民は将来にわたって上質にはなっていかないでしょう。

また最近、力のある人たちが、「これはセクハラではない！」と言ってセクハラをし、同様に力ある人たちがそれを援護するということがおこっています。自分の欲望のままに弱い相手を人間として尊重することもなく、自分の慰みごとにする方には、セクハラではないといえる資格はどこにもありません。

セクハラをするあなたや、そんなことは問題ではないとかばうあなたは、自分の股間（太一君の言うチンチン）を打擲《ちょうちゃく》されたり、だれかれとなく冗談で触られたり、問題にされ、からかわれても、なんとも感じないのでしょうか？

また、あなたの奥さんや、娘さん、お孫さん、姪御さんたちが同じ目（セクハラ）

にあっても「そんなのセクハラじゃない！」と笑い飛ばせるでしょうか？

男の子をお持ちのお母さんは、勉強だけではなく、女性も女性の体も男性と同じように尊重する人間として、将来の人間らしい日本国民を育てるためにも、こういったことを教えてあげてください。

学習塾でも必ず教えてあげてください。日本のために。

武田健先生の『コーチングの心理学』（創元社）によると、

「人間というものは、育てられたように育て、教えられたように教えるものだ」

「知らないということは、教えてもらってないのです」

とあります。

教えてあげてください。

## 1　私の理解している、発達した脳の役目のメモ

（巻末に以下のメモの元になる参考図書を書いていますが、講演やＴＶから得ている情報もあります。）

以下、脳の役目を整理してメモにしました。なぜ作ったかというと、この人にこの項目が出る（未発達）のはなぜなのか、なぜ同じタイプの人に同じ項目（未発達）が出るのかをまとめたかったからです。

右前頭葉……長期記憶、社会的に好ましい適応のための情動の調整、意思決定、創造性、全体的情報処理、直観、ひらめき、気づく。

左前頭葉……言語、論理的思考、読み、書き、話す、計算、分析能力、風情、わび。

扁桃体……喜怒哀楽の感情、五感すべての情報、感情中枢、記憶の調節、不利有利の判断。ドーパミン、アドレナリン、セロトニン、オキシトシン等の放

出。

海馬……社会的な言語コミュニケーション、思い出と知識の一時保存、記憶生成の中枢、記憶の符号化、検索、新しい神経細胞を作る可能性。

紡錘回……扁桃体と海馬の補完、顔と体の認知、単語と数字の認知、抽象化。

帯状回……感情の形成と処理、学習と記憶、注意、やるやらないの決定。帯状回の血流が増えると、動物脳や扁桃をコントロールできる。

前帯状回……不適切な無意識的プライミング《（先行の記憶）》（注1）抑制に必要な実行制御（うつ、パニック）。

脳幹（中脳、橋、延髄）…様々な神経伝達物質をつかさどる。中脳は心の共鳴の核となる部分、関わり合いの能力。統合されないままだと生き残り反射「戦うか逃げるか」を即座に起こし、脳のほかの部分の機能をすべて制限する。

第三脳室……脳脊髄液が作られ脳内を回る。脳は脳脊髄液に浮かんだ状態。

松果体……睡眠に関与するメラトニンを血中に放出。自律神経のリズム、性腺刺激ホルモンの分泌抑制。

視床下部……自律神経系、ホルモン系の制御。生体環境のホメオスタシス（恒常性）の維持、性欲中枢。

小脳……身体の平衡や四肢の運動の調節、知性や心の働きにも関係。脳全体の統合や強調、巨大なデータ処理システム、快感と不快を天秤にかけ査定？

背内側前頭前野……我慢汁（自分を説得）、自己認識能力、痛みの強さに応じ活動、作業記憶。

背内側核……第二性欲中枢、オスに特徴的な性行動を制御。

眼窩前頭皮質……意思決定等の認知処理、学習記憶、報酬価値、性障害関連。右は倫理的・道徳的行為に関連、共感。

前頭前皮質……眼窩前頭皮質、前帯状皮質を内包。複雑な認知行動の計画、喜怒哀楽、人格の発現、個性と関係。虐待によって影響を受ける。

前帯状皮質……実行制御、意志の発現、疼痛に関係。虐待によって影響を受ける。

島……どんなマイナスの感情にも関与、意志の発現に関係。前方は情動認知、後方

尾状核　……　は感覚野、味覚情報、右は、衝動、恐怖、不安等に関係。嫌悪期に活動、自閉、発達障害、薬の中毒症状、ハイリスク・ハイリターンの行動を促す。
　　　　　　言語理解と調音、学習と記憶、フィードバック処理。左は単語理解と調音を複数言語間で転換する視床と関係。

線条体　……　やる気、依存、快楽の場、ねたみ？

側坐核　……　脳髄液の出発地、ドーパミン放出。やる気、行動の動機づけと報酬に関与。

前頭前野連合野　……　他人の動作や表情を見て自分に置き換え共鳴共感する機能？
　ここの未発達が自閉などのこだわりに関係？　感覚野―神経過敏（特別な才能のある人も）、聴覚野―暴言、視覚野―DV目撃、触覚―ADHDでは血流が悪い。

視床網様核（TRN）……　マルチタスクを制御するタスクのスイッチボード。こだわり？　感覚過敏？　自閉、統合失調、注意欠陥、多動性障害。

下側後頭回　……　数字の意味、物の色、形、名前、漢字の知識、顔の認識、長期保存。
上側頭溝　……　生物の動き認識。他者がどこを見て、感情がどこへ向いているか。
上側頭回　……　音声言語処理。他人の表情や視線、手や体の動きを見て、その意図や感情を読み取る。
淡蒼球　……　統合失調の人は左が肥大、視床下部、扁桃体、海馬の右が小さくなっている。発症時に反応して、普段は出ない人もいる。
補体第四成分（Ｃ４）……　遺伝子が高度に発現する人は統合失調を発症する確率が大。変異したＣ４は思春期のシナプス刈込が過剰で発症のリスクをあげる。

上記の一覧は正確ではないかもしれませんが、私の必要に応じて、また、何かチャンスがあったときに書き足して現在も増えていっています。アドバイス頂ければ幸いです。

## 2　「発達障害」と脳の未発達

「発達障害」という言葉は、あまりにも何もかもを、狭い範囲にくくっているような気がします。

ただし、ＤＶ、虐待、トラウマの体をチェックしたときにでる範囲内の箇所で、私の今までの経験から、脳の未発達部分に「ある傾向」を感じることができます。それをまとめてみます。

**未発達部分**

中脳、橋、延髄つまり脳幹　……　発達でこぼこがある。キレる脳と重なると虐待に向かう。

第三脳室、松果体、視床下部つまり間脳　……　キレる脳と重なるとＤＶが多い。

背内側前頭前野、前帯状回、眼窩前頭皮質　……　プッチンキレる脳（カッとなる）、短気。

前頭前皮質、前帯状皮質……虐待されて育った人の未発達の脳（やる気に影響？）。

右前頭葉、右扁桃体、右海馬、右側頭葉等……他人の感情が分からない。感情に対して知識知覚がない。

左前頭葉、左扁桃体、左海馬、左側頭葉等……知的発達に影響。

視床網様核……自閉症スペクトラム、こだわり。電車の中で、「詰めてください」と言われるとキレたり、行動が少し変わっている人に多い。

前頭前野連合野……特別な才能、感覚過敏。

紡錘回……右脳の未熟な脳には、出ることが多い。

淡蒼球……統合失調の可能性。


虐待をする人たちは、本人自身が虐待されて育ってきて、また親からキレる脳や第三脳室、視床下部、松果体の未発達等を受けついだ人、感情を育ててもらえなかったため、人の気持ちがわからない人が多いようです。

淡蒼球の反応する人には、補体第四成分の逆転している人が多いようです。たどっていくと、親またはその前の親族にも同じ反応の出る人がいます。その人たちは、突然訳も分からずにキレるとか、包丁を振り回すとかのエピソードを繰り返していることも多くあります。私は補体第四成分が反応する子どもをお持ちの保護者に「発症する可能性のある思春期を過ぎるまでは、補体第四成分の逆転直し（18ページの左胸一五回）を絶対わすれないで」と言っています。

こういうこともありました。統合失調症で発達障害があると紹介された青年に対応していたとき、機嫌よく話し始めたときは淡蒼球が反応しませんでした。おや？　発達障害だけなのかしらと思って対応していたところ、トラウマを取ってほしいとおっしゃいました。どんなトラウマかというと、知らないよその家に上がり込んで、そこの人たちをナデナデしてあげようと思ったら、ものすごく怒られた。それがトラウマになっているということでした。その時点をチェックしてみると、しっかり淡蒼球が出ていました。他にも妄想による行動のトラウマが次々ありそうでした。その日は、当惑ぎみに横に付き添っておられた母親も納得されたので、時間切れとして終えることができました。

ある日、カウンセリング室に入ってきた母親が、「取ってもらいたいトラウマは二つあるんですけど、それより話を聞いてください！」とおっしゃいました。何のことかと思ったら、療育手帳（注2）をもらっている息子がこの度の療育検査で、発達が認められて、手帳を申請するかどうかの境目になっているということでした。小学校に入る前に、もう一度検査を受けてくださいということだそうです。「ほらね」と私、というのは以下のようなことからです。

この男の子は二〇一六年、三歳のときに療育手帳をもらっていました。そのときの彼の脳の未発達部分は、中脳・橋・延髄（以上、脳幹）・第三脳室・松果体・視床下部（以上、間脳）、背内側前頭前野・前帯状回・眼窩前頭皮質（プッチンキレる脳）・左前頭葉・左扁桃体・左海馬（以上、知的脳?）・視床網様核（自閉症スペクトラム?）・帯状回・側坐核・島・右前頭葉でした。

この子の父親の未発達部分は、中脳・橋・延髄（以上、脳幹）・第三脳室・松果体・視床下部（以上、間脳）・背内側前頭前野・前帯状回・眼窩前頭皮質（プッチンキレる

脳）・左前頭葉・左扁桃体・左海馬（以上、知的脳？）・右前頭葉・右扁桃体・右海馬（情緒的脳）でした。

母親に代理タッピングを続けてもらったところ、八か月後には、背内側前頭前野・前帯状回・右前頭葉・左前頭葉・視床網様核の鎖骨（川村アルゴリズム〈ＫＡＬＧＯ〉の最終部分）を、五回ほどトントンと叩けば終わるというところまで発達していました。そして、二〇一七年一二月には、松果体を鎖骨二個叩けばいいという状態に成長していました。

二〇一八年一月にはその松果体もタッピングの必要はなくなりました。子どもの様子も言語・コミュニケーション能力がどんどん発達していっているようでしたので、「脳が全部成長したから、もう療育手帳はいらないと思うんだけど、調べてもらって」と言っていたところだったのです。母親の代理タッピングで確実に脳が成長しました。「先生、今、本書いているでしょ？　息子のこと書いて！」と言われました。

この子は療育手帳が交付されていましたが、はたしてほんとうの発達障害だったのでしょうか？

八、九年前に、神田橋先生から「川村さん、発達障害のほうに行きなさい」とおすすめをいただいたことがあります。そのときは発達障害のお役に立てるような何の自信もなく、テクニックを持っていたわけではありませんでした。けれど、私自身がしたわけではありませんが、下記のようなことが起こっていたからです。

一〇年ほど前、私にセラピーの場所を提供してくださり、私のセラピーのすべてを見て獲得しておられた方が、小学校の放課後を担当する、補助の先生をしておられました。その方の経験です。

三年生の自閉症児がいました。すぐ、パニックを起こして泣きわめく、口が緩んでよだれをたらす、ご飯は手づかみで食べる、言葉は一語文なので、コミュニケーションが取れない、という少女です。そこで脳の逆転直し、川村アルゴリズム（ＫＡＬＧＯ）二回まわし、踵や掌のマッサージ、神田橋先生の「８の字」（注３）をなさいました。七か月ほどすると、ふわふわすることもなく、目の動きもソワソワせず、奇声や大声もなく、遊んだ後のおもちゃを片づけたり、他の子と同じように静かに「さようなら」を言って帰ったりできたのです。単語の羅列ではあっても、補助の先生との会話は成立するようになっていました。「Ｋ先生、トイレに行きます」と、先生と一緒にトイレにいき、失敗することなく用を済ませることができるとの報告をいただきました。「８の字」を使っている以上、神田橋先生にご報告しておかないと、と思い先生におしらせしたことで、「発達障害のほうをやりなさい」とおっしゃったのだと思います。

この経験をきっかけに、脳の逆転直しだけではなく、脳の項目を川村アルゴリズム（ＫＡＬＧＯ）でタッピングするようになりました。

## ３　大人の脳の未発達もタッピングで発達する

**ケース18　うつ③**

あるとき、三〇代の男性がうつ状態でこられました。「職場でいろいろ指示されたり、言われていることがわからない。何をしたらいいのかわからない。会社に行くのが怖い。そこで、家に帰ってから妻といつも大喧嘩をする」という悩みでした。

その方の脳をチェックさせていただきました。

中脳・橋・延髄（以上、脳幹）・第三脳室・松果体・視床下部（以上、間脳）・背内側前頭前野・前帯状回・眼窩前頭皮質（以上、キレる脳）・島・側坐核・右前頭葉・右扁桃体・右海馬・右下側後頭回・右上側頭溝・右上側頭回・紡錘回（感情）・左前頭葉・左上側頭溝・左上側頭回（知的）・頭頂葉・後頭葉が未発達でした。感情はほとんど全部が川村アルゴリズム（KALGO）フルバージョンでした。

大変な量でしたが、脳のタッピングの宿題を全部お出ししました。本当に毎日、一生懸命タッピングをされたようです。五か月ほどして、「僕、もう会社の人の言ってることがわかるんです！　何をしたらいいかわかるんです！　だから、仕事が嫌じゃないんです。会社に行くのも怖くないんです。妻とのけんかもかなり減りました」と言ってこられました。

再度チェックをすると、脳の未発達部分は、中脳・第三脳室・松果体・視床下部

（以上、間脳）・前帯状回・側坐核・紡錘回だけになっていました。感情はイライラと孤独でした。残りについて、タッピングの宿題を出して帰っていただきました。その後、ますます、仕事ができるようになられ、新たな任務も与えられたようでした。

## ケース19　短気

すぐキレることから、家族も困っておられ、本人も仕事柄、キレる自分をなんとかしたいと思っておられる、五〇代の男性がいらっしゃいました。

ご家族の予約の日に、一緒にと頼まれましたが、私のセラピーはとても時間がかかります。福祉施設以外では、空いている日、一日にお一人しか受けていません。そのため、脳の宿題タッピングだけでも、お渡ししようとチェックしてみました。

すると、中脳・第三脳室・背内側前頭前野・前帯状回・眼窩前頭皮質・右上側頭溝・左上側頭溝が未熟でした。

背内側前頭前野・前帯状回・眼窩前頭皮質の未熟は私の一〇年ほどの経験からいうと、プッチンキレる脳です。上側頭溝というのは、他者がどこを見て、感情がどこへ向いているかを認識する場所のようです。御多分に漏れず、短気なこの方も背内側前頭前野・前帯状回・眼窩前頭皮質と上側頭溝が未熟でした。そこで、宿題のタッピングメニューをお渡ししたところ、一週間で鎖骨が残っただけという結果が出ました。

ご家族に彼の変化をお聞きすると、「人の話を聞くようになったよね」「あまりイライラしなくなったよ」とのことでした。実際にはそのあと、ちゃんと時間を取ってセラピーをさせてもらいました。その結果、根源となっていた父親のトラウマや、現在の職場のストレスを掃除しました。ずいぶんニコニコした方に変化なさいました。

## ケース20 自分に自信をとりもどした女性

ことあるごとにすぐ涙ぐむ、自信がないという、子どもを抱えて不安な、ある女性のセラピー前の未発達場所は、島・中脳・橋・延髄（脳幹）・小脳・第三脳室・松果体・視床下部（間脳）・背内側前頭前野・前帯状回・前頭前皮質・脳梁・側坐核・頭頂葉・後頭葉でした。感情は、とらうま、いじめ、不安、恐怖、イライラ、怒り、激怒、親に対する切なさ情けなさ、当惑、恥、孤独でした。

タッピングを続けて、一年半後には、前頭前皮質・右前頭葉・右扁桃体・帯状回だけになっていました。感情は、イライラ、怒り、激怒、悲しみ、親に対する切なさ情けなさ、当惑、恥、孤独でした。そして、その年のうちに、タッピングの必要項目はなくなり、完成しました。

間もなく職場で、Ａランクの評価をえられたそうです。

母親としても落ち着きのある考え深い母親になっておられます。そして、お子さんの脳の代理をなさるようになり、お子さんの脳も完成、コミュニケーションも取れるように成長されました。そして最近、保育園の発表会で、何人もの子どもたちが一つの役をやりたがったとき、先生が「誰かこっちの役をやってくれないかな」と提案すると、彼は「僕やってもいいよ」と譲ることができたそうです。そんな成長をとても喜んでおられました。

## ケース21　脳の未発達①

療育手帳をお持ちの方で、話をしようと思っても、ワアワアと混乱し、コミュニケーションの難しい母親がいました。幼い子どもに対しての意味もない怒りが止められません。

このときの未発達の脳は、帯状回・島・第三脳室・松果体・視床下部（間脳）・背内側前頭前野・前帯状回・眼窩前頭皮質（すぐキレる）・脳梁・側坐核・右前頭葉・右扁桃体・右海馬・右下側後頭回・右上側頭溝・右上側頭回（感情的未発達）・左前頭葉・左海馬・左下側後頭回・左上側頭溝・左上側頭回（知的未発達）・頭頂葉・視床網様核（自閉傾向？）でした。

感情は、とらうま、恐怖、イライラ、激怒、悲しみ、親に対する切なさ情けなさ、当惑、恥、孤独でした。

この方は、タッピングをなさるのも大変だったので、セラピーのはじめと終わりに、脳の発達のためのタッピングをしていただきました。何十という数になることもあるのですが、この方は、いくつ叩いたかが分からなくなるので、一〇叩くごとに、メモに「正」の字を書き記していました。始めたころは、一回のセラピーの前後二回の脳のタッピングにかなりの時間がかかったものでした。

二年たった現在は、前帯状回を七回たたくだけになっています。一〇叩くごとのメモも必要なくなり、何百でも続けて叩かれます。コミュニケーションも全く問題ありません。次から次へと考えられないくらい、たくさんトラウマを抱えておられる方ですが、今は「子どもがかわいい。大好きです」と子どもの成長の様子を教えてくださいます。

発達障害と一言で言ってしまいますが、そうではなくて、発達のスピードがゆっくりなものまでも、「障害」と、大きく括ってしまわないか気になります。

## 4　脳の本来の発達をトラウマで阻害されている場合がある

黒田洋一郎先生の『発達障害の原因と発症メカニズム』（河出書房新社）によると、トラウマは脳を発達させるシナプスの発達、維持を阻害するものであると書かれています。

未熟な脳を発達させるには、まず、発達を阻害しているトラウマを除去しなければなりません。けれど、トラウマといってもいろいろです。本当に過酷（深刻）なトラウマから、大人が軽いしつけのつもりで叱ったことを、子どもが思いがけない受け取り方をしてしまったトラウマまであります。

## ケース22 自信のない小学生

親から見ると、この子が理解できないはずがない、覚えられないはずがないと思うのに、学校でうまくいかない小学生がいました。「僕なんてダメだー」と後ろに引いてしまいます。祖母から電話がかかってきても、質問に短く答えるだけという状況がつづいていたようでした。

私のところにセラピーに来ているのに、弟の後ろにかくれてうじうじしています。根源を探ると三歳と出ました。ご家族にお聞きすると、三歳時の彼は元気すぎる子で、なんでも「僕が一番！」と言って、前に出ていた男の子だったそうです。それがあまりに強いので心配した祖母が、少し控えめにならないかと、「僕がいちばん〜ん！」をやったときに、お面をかぶって「一番の国から来た鬼だぞう」と言ったとたん、

「キャー、怖～い」とおびえたそうです。傲慢《ごうまん》にならなかったのはよかったのですが、その引っ込み思案が、幼稚園の担任先生の不興をかったようで、幼稚園がほんとうのトラウマになりました。

掃除したトラウマは、三歳のときの鬼に対しては感情のみで、人差し指（罪悪感、いじめ）・脇（恐怖）・目尻（激怒）・中指（悲しみ）・親指（保護者に対する切なさ情けなさ）・鼻の下（当惑）・あご（恥）・鎖骨（孤独）です。

幼稚園の担任に対しては、脳は、第三脳室・視床下部・前頭前皮質・前帯状皮質（虐待？）・側坐核・左前頭葉・左扁桃体・左海馬・左上側頭回（学習がブロックされるはずです）・視床網様核・後頭葉・頭頂葉が反応しました。これは、この時点までブロックされていた彼の脳です。

感情は、人差し指（いじめ、罪悪感）、目の下（不安）、脇（恐怖）、肝臓（怒り）、中指（悲しみ）、鼻の下（当惑）のほかに、膨大な量の目尻（激怒）、あご（恥）、鎖骨（孤独）がでました。

現在の担任に対しては、人差し指（いじめ、罪悪感）、目の下（不安）、脇（恐怖）、目尻（激怒）、中指（悲しみ）、親指（保護者に対する切なさ情けなさ）、あご（恥）、鎖骨（孤独）が出ました。

（三歳のトラウマと、現在の担任に対する反応で感情だけしか書いてないのは、体の形状記憶を作るほどの深いトラウマにはなっていなかったからです。）

彼は長時間のタッピングにも積極的に頑張ってくれました。

タッピングが終わり、退室するときに「気分はどう？」と聞くと、親指を立てて「イエイ！」と言って、元気にとびだしていきました。翌日に祖母が電話をすると、自分からいろいろと報告してくれたそうです。

トラウマによってブロックされ、発達を遅らされていた脳の発達を促進するタッピングの宿題をだしました。毎日学校から帰るなり「宿題しなくちゃ」と、積極的にやるそうです。すると、二週間で脳がクリアに発達しました。生まれながらの未発達ではありえない速さです。トラウマでブロックされていたものを外しただけだったので、こんなに短期間で元に戻ったのだと思います。

## ケース23　ADHD

最近、ADHD（注意欠陥多動性障害）といわれる小学校一年生が関東から来ました。脳をチェックすると、基本脳である脳幹の橋、ホルモンにかかわる間脳の松果体・視床下部、感情にかかわる右前頭葉・右扁桃体、五感にかかわる前頭前野連合野などが恐怖で止まっています。

担任の怒ったような低い声が怖いというので耳をチェックすると、内耳神経、三半規管、鼓索神経、卵形嚢がやはり恐怖で成長が止まっています。母親に妊娠八～九か月頃、何か怖い思いをしたのかを尋ねると「東日本震災じゃないですか！」と言われました。

そのとき、おなかの子どもへの影響を心配して、東京を飛び越えて、さらに隣の県まで逃げたそうです。子どもに「地震怖かった」と言ってもらって出たタッピングメニューと、母親にそのときの恐怖を思い出してもらって出たタッピングメニューが、全く同じものでした。

なにを言っても、「いやー」だったのに、タッピングを始めてからは「やりゃいいんでしょ」に変化しました。今は、担任の先生の声もそんなに怖くなくなったそうで、集中する時間が少しずつ伸びてきているそうです。タッピングも母親がしてくれるので、嫌じゃないようです。

## 5　発達障害（？）も脳の未発達部分をタッピングすれば発達する

### ケース24　脳の未発達②

まだ脳が十分発達していない孫たちのいる女性がいました。

母親は仕事も忙しく、出産間近でもあり、忙しくてタッピングをする時間も気力もありません。そこで、祖母が孫たちのために毎日の代理タッピングをかってでられました。

まず、小学生になっていた孫から取り掛かりました。祖母が毎日熱心に代理タッピングをし、成長に伴って変わっていく、メニューの改定フォローを私に求められ、熱心にタッピングなさったので、その孫は見事に成長したそうです。
そこで、意欲の出た祖母は、次の孫に移りました。

**はじめの孫のタッピング前の未熟場所**

その未熟場所は中脳・橋・延髄・第三脳室・松果体・視床下部・背内側前頭前野・前帯状回・眼窩前頭皮質・島・前頭前皮質・前帯状皮質・右前頭葉・右扁桃体・右海馬・右下側後頭回・右上側頭溝・右上側頭回・紡錘回・左前頭葉でした。
これが、祖母のタッピングの甲斐あって、三か月後には、松果体と島だけになっていました。

**次の孫のタッピング前の未熟場所**

次の孫の場合、中脳・橋・延髄・第三脳室・松果体・視床下部・背内側前頭前野・前帯状回・眼窩前頭皮質・島・前頭前皮質・前帯状皮質・小脳・右前頭葉・右扁桃体・右海馬・右下側後頭回・右上側頭溝・右上側頭回・紡錘回・左前頭葉・左扁桃体・左海馬・左下側後頭回・左上側頭溝・左上側頭回・後頭葉が未熟でした。

その一か月後は、背内側前頭前野・右前頭葉・右扁桃体・右海馬・左前頭葉・左海馬・後頭葉を残す状態までになりました。

途中で、祖母からのフォローは中断になりました。もう一人の孫が生まれたので、とても忙しくなられたからであろうとお察ししています。特に赤ちゃんが生まれたときは、上に一人の孫がいても、祖母の役割は大変です。それが複数の孫の面倒を見なければならないことは、どれほどだろうと思います。

脳の項目でも、以前出ていなかったものが出たり、引っ込んだりすることがあります。そのときに何か心理的に動揺するようなことがあった場合に多いようですので、必ず変化をお聞きすることにしています。

前頭前野連合野の発達が途中までの方に、天才的な能力をお持ちの方が多いようだと書きました。これは私の指テストの検査だけですので、「信じるか信じないかは、あなた次第です」の世界です。しかし、私の検査で許されるなら、前頭前野連合野の発達が目尻で止まっている方々に、能力の高い方が多いようです。「ケース８」でも紹介しましたが、ここでもあげさせていただくなら、フジコヘミングさんや小澤征爾さんなどです。

夫はある地方の音楽賞の審査を何十年もしていますが、審査員仲間に尺八の先生がいらっしゃいます。音楽大学に教えに行かれるので、あちこち飛び回っておられます。この方もやはり、前頭前野連合野が目尻で止まっています。

## 6　様々な発達未熟場所を思考場にすれば　タッピングは自然治癒力をあげる可能性がある

視床網様核の反応する方は自閉症スペクトラム（範囲）（注２参照）の方が多いような気がします。将棋やほかの文化的な方面で、能力を発揮しておられる方の中にも、これの反応する方々は少し個性的な方が多いように思います。スペクトラムの端から端までの幅は、ずいぶん広くあるのでしょう。

逆に、自閉がはっきりしていて視床網様核と前頭前野連合野が反応しておられる方には、その方のこだわりが発揮されるようなので、その方面の本などを探して検討するとよいでしょう。

耳が過敏すぎて生きづらい方には、「耳管、鼓室階、内耳神経、鼓膜神経」などの耳のメニューを考えます。物を見るときに焦点を当てにくくて、すべて同じ彩度、遠近で見えてしまう方には、「上斜筋、視神経乳頭、眼窩隔膜、強膜上静脈、滑車上神経」など目のメニューを、人の匂いが耐えられないという方には、「篩骨洞、嗅神経、ボウマン腺、嗅上皮」などをタッピングし続けていただきます。そうすると、そのこだわりが少し和らぐような気がします。とにかく、お一人お一人のために改善のカギを探さなければなりません。

やはり、反応するところはその未発達をタッピングして、発達させてあげたいと思います。

左前頭葉・左扁桃体・左海馬などは知的発達です。左脳は、知的なものにかかってきます。母子福祉施設で前向きに入学試験や資格試験に挑戦なさる方には、面接試験を含めて、苦手科目は何かなど、どこをタッピングすればよいか、彼女の脳の中を探りまわります。その後結果がでて、「受かりました！」と言って、カウンセリング室に入ってこられてホッとしました。

右前頭葉・右扁桃体・右海馬・紡錘回は感情、社会性を現しています。

夫が思いやりがない、自己中心で冷たい、と悩んでおられる奥様が結構いらっしゃいます。職業も医師であったり、大学教授であったりと社会的地位の高い方もたくさんおられます。そういう夫に、この右脳が未発達な方が多いようです。脳のこの部分は、幼いころに、母親が情緒たっぷりに子どもを愛してこそ育まれるものです。そこを抜きにして勉強だけを重視して成功された方に、感情や社会性の成長の乏しい方がおられます。

右脳が未発達の方たちは、そもそも、思いやりや優しい感情を育てられてこなかったわけですから、そういうものを知らないのです。知らないものはわかりません。ですから、配偶者の方は、わかってもらおうと思えば、同じことを何度も何度も繰り返して教えてあげないと仕方がありません。具体的に「あなたがこういう態度をとると、私はこういう気持ちになります。私にとっては、とてもつらいことです」と毎回、めげずに伝えていくと、理解はできるようになると思います。時々「タッピングを代理でなさると、少しは改善していかれるかもしれません」とお伝えしますが、ほとんどの方は、いやだとおっしゃいます。夫のためにそこまでする気はないそうです。

あるとき、夫の浮気に悩んでおられる女性が、短期間に続けて二人こられました。どちらの夫も、自分の浮気に全く罪悪感がありません。それどころか、妻の目の前で、平気で浮気相手とラインをしたり、浮気相手を大切にしている様子を見せ、何かを言うと逆切れをするということでした。いろいろチェックをしていくと、どちらの夫も右脳が未発達で、一方はキレる脳までもっています。どちらも、幼少期に母親から十分な愛育を受けられなかったようです。一人は、母親から抱きしめられた経験がないと言っています。多分、自分の母親から受けられなかった無償の愛を妻に求めて、自分のすることは全部認めて、受け入れろということなのでしょう。

夫の脳を長期間にわたって妻が代理タッピングする方法がないわけではありませんが、あまり実際的ではありません。妻のこれまでの人生に影響を与えた夫からの主なトラウマをとり、これまでの夫の気持ちの支配を解消し、妻自身が精神的に自立した人間になれるよう、タッピングをして帰っていただきました。

この夫の境界性的な部分の現れは、右脳のほかに、キレる脳（背内側前頭前野、前帯状回、眼窩前頭皮質が未発達）なのか、虐待プログラミング（前頭前皮質、前帯状皮質が未発達）なのか、視床網様核の未発達が加わっているのかなどによって、さまざまに発現するのでしょう。本当に、二、三歳までの母親または母親に代わる保護者の無償の愛は、どこにおいても世界的に必要です。広く人を受け容れられない、自分だけの権力・支配力を求めておられる方々の中に、幼少期のトラウマをお持ちの方が多いような気がします。「この人どうしてこんなことをするの？」と思ったとき、遠隔で指テストをしてみると、わかることがあります。

小学校一年の一学期から不登校の子がきました。

どうしても学校に向かって行けないということでした。根源をチェックすると、二歳と出ます。母親が抱きしめる愛情の必要な時期です。母親に「原因は二歳時と出ますが、そのころどうしていらっしゃいましたか?」と聞くと、憤然として「右脳教室に通わせていました!」とおっしゃいました。子どもと一緒に楽しんだり、お話したり、美しいものや自然や動物とふれあう体験を広げる、母親と一対一の大切な時期です。お金を払ってどこかで何かを教えてもらう時期ではないと思うのですが、この方の場合は理解していただくのはかなりむずかしいところがありました。

現代社会で心配なのは、心がいつもスマホに集中している母親たちです。授乳をしていても、子どもと出かけていても、子どもにとっては母親が、ただ目の前にいるだけなのと、母親の心も体も自分に向き合ってくれているのとはまったくちがうのです。子どもの心も体も敏感にそれを感じています。

私は、母子支援施設で、父親からの虐待の連鎖を断ち切るための、協力をさせていただいています。虐待された環境、ネグレクトされた環境、愛された環境、子どもは経験したその環境しか知らないのです。それは次の世代に伝わっていきます。

フェイスブックで、日々の出来事を書いている母親がいます。

彼女は、まだ一歳にもならない娘の娘を寝かしつけるときに、いつも、その娘を主人公にした創作物語を聞かせていました。最後は必ず、その赤ちゃんのハッピーエンドで終わっています。

それを読んだたくさんの若いお母さんの感動のコメントに、彼女は

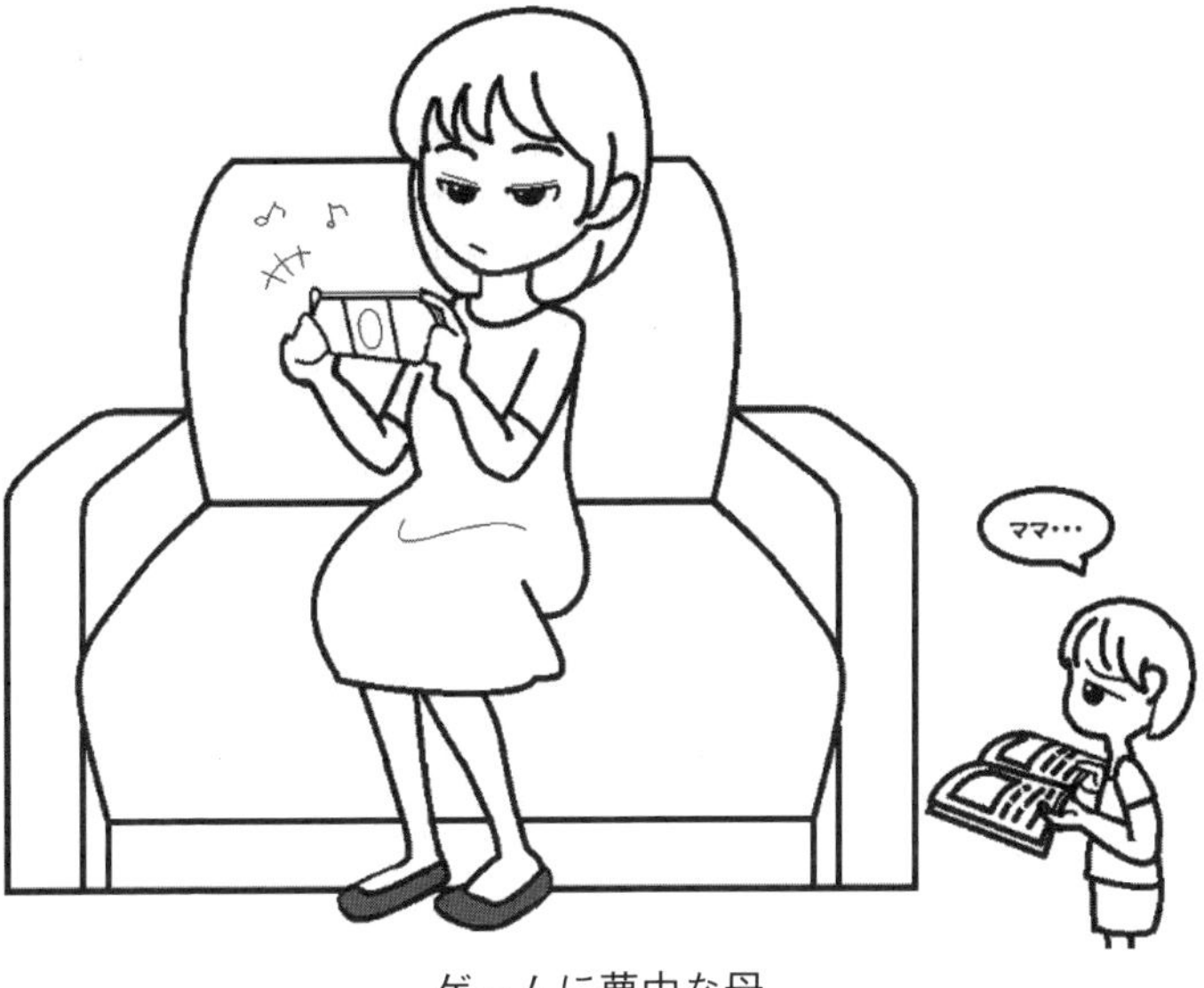


ゲームに夢中な母

「私の母もこうしてくれましたので、同じことをしただけです」とシンプルに答えていました。愛の連鎖です。

彼女は企業に勤務という仕事ではなく、創作家なので、娘を預かってもらえない場合には、ひもで背中におぶったまま仕事を続けていることも多くありました。一度は、有名百貨店の展示会で、おんぶ姿で自分の作品の前にいたことさえありました。

資格試験や入学試験で忙しく、幼い息子をかまってやれず、いつまでもぐずぐず付きまとわれて困っている母親がきました。「今度来たら『ママは世界中で君が一番大事。大好きだよ～』とぎゅっと抱きしめて。彼が嫌がるまで離しちゃダメ」と言っておきました。すると、次の回に「大好きだよ～」のハグを始めたら、息子が「もうわかったから、はよ（早く）勉強しといで」というようになったと報告がありました。

私の知り合いの若いお母さんの中には、叱るときはしっかり膝に抱いて、目を正面から見つめ、何が悪かったかを子どもに上手に伝える方がいます。こうすると子どもは母親の愛情と、自分がしてはいけなかったことを、しっかり体に刻み付けることでしょう。

また、あるお母さんは、七歳男子、五歳女子、三歳男子の三人の子どもを育てながら、大声をあげることもめったになく、どの子もひがまないように、差がつかないように、いつも三人を抱えたり、二人が不在のときは残りの一人に、二人なら二人に、平等にスキンシップをしています。はたから見ていると本当に大変だと思うのですが、彼女は普通に対応しています。そのうえ、若いママさんたちと母子のための勉強会を開いたり、ミニコミ誌まで立ち上げています。

こういうお母さんたちがどんどん増えると、世の中が安定し、平和になるだろうと思えてうれしいのですが。

脳の海馬は短期記憶をキープしている場所だそうですので、時々自分に応用してみます。どんな場合かというと、人の名前が思いだせない場合です。

例えば、これを書いている今はさっと出ましたが、いつも、大好きな英国の俳優コリン・ファースの名前がなかなか出てきません。そこで、「ほら、イギリスのＴＶドラマ『高慢と偏見』に出た、映画『英国王のスピーチ』に出た、『ブリジットの日記』

にも出た」などと思いつくことを言って回りながら、右海馬または左海馬を思考場にタッピングしていきます。メニューの最後までタッピングしたら、今までほとんど百発百中で思い出しました。ところが、夫に応用してみましたが、彼は思い出せませんでした。

ものすごく優秀で能力のある女性がいました。優秀なために自分に自信がありま す。それだけに、人のスピードを認めることができません。人を言葉で叩き潰したり、傷つけているのですが、気が付いておられません。

その方の娘さんをセラピーしたのですが、前頭前皮質、前帯状皮質が未熟になっておられます。才能にも経済的にも恵まれている感じなのに、なぜかなと思いました。原因は、ずっと継続的にきつい罵倒が続いていたからです。彼女は自分の意思も反論も母親に押さえつけられ、自分を出すことができなかったのです。虐待には体も言葉もあります。どちらも、前頭前皮質、前帯状皮質に影響を与えます。脳はすべてを記憶して示してくれます。トラウマを隠すことはできません。

前頭前皮質、前帯状皮質の未発達は、虐待されて育った脳の可能性が高いのです。

## 7　脳の発達が向精神薬などで阻害されている可能性もある

第1章最後の所に書いた、長年引きこもりだった方のお宅に伺ったときの、脳の未熟と、その方が頭が痛いと言ったときに反応した、向精神薬の後遺箇所との関係を検討しました。これは私のオリジナルなので、精神科の先生方がどのように感じられるかはわかりません。

薬剤で反応した脳の未熟をタッピングしたところ頭痛は消えました。

こうして一覧表（次ページ）に並べてみると、私たちに何かが伝えられているような気がします。

しかも、脳は二日間のタッピングで、母親が「発達したのがわかります。今まで字を読まなかったのに本を読みだしました」とおっしゃるくらい成長して、二日後は私が遠方への出張でしたので宿題として置いて行かなければいけなかったメニューで、脳は、橋・延髄・小脳・視床下部・背内側前頭前野・左上側頭回、神経は、脳神経・坐骨神経・脊髄神経と、半分以下に減っていました。

| 未熟な脳 | 反応する薬剤 |
| --- | --- |
| 帯状回 | インヴェガ、フルニトラゼパム、コントミン |
| 中脳 | インヴェガ |
| 橋 | インヴェガ |
| 延髄 | |
| 小脳 | インヴェガ、フルニトラゼパム、コントミン、リボトニール |
| 第三脳室 | |
| 松果体 | |
| 視床下部 | フルニトラゼパム、コントミン、リボトニール |
| 背内側前頭前野 | |
| 前帯状回 | |
| 眼窩前頭皮質 | |
| 前頭前皮質 | インヴェガ、フルニトラゼパム、リボトニール |
| 側坐核 | |
| 前頭前野連合野 | |
| 右前頭葉 | インヴェガ、フルニトラゼパム、コントミン、リボトニール |
| 右扁桃体 | インヴェガ |
| 右海馬 | インヴェガ |

| | |
|---|---|
| 左前頭葉 | フルニトラゼパム、コントミン |
| 左上側頭回 | |
| 視床網様核 | インヴェガ、フルニトラゼパム、コントミン、リボトニール |
| 脳神経 | インヴェガ、コントミン |
| 頸神経 | インヴェガ、フルニトラゼパム |
| 腋窩神経 | |
| 肋間神経 | インヴェガ |
| 正中神経 | フルニトラゼパム、コントミン、リボトニール |
| 腰神経叢 | フルニトラゼパム、コントミン、リボトニール |
| 坐骨神経 | インヴェガ、フルニトラゼパム、コントミン、リボトニール |

最初は、私が新幹線で半日かけて出張していたのですが、一月後には私の家に来られました。やがて、家事を手伝ったり、農作業を始められたということでした。

最近、認知症とまではいかないけれど、動きが今までよりぼんやり、うろうろしたり、電車を何度も乗り間違えて、遅刻を繰り返していたのが、大体一〇日ほどのタッピングで元に戻ったという方々があります。共通するのは、視床網様核、側坐核、第三脳室が反応していたということです。この反応が消えた段階で、いつもの本人に復帰されました。

側坐核は脳髄液の出発点、第三脳室、第四脳室は脳髄液がたまって、脳を循環しているところのようです。きっと脳髄液が正常に働いてくれることが大切なのでしょう。

**宿題について**

原則、脳の発達のように、徐々に進んでいくものや時間のかかるものに対しては「宿題」をだします。未発達の箇所をチェックして、それに対応するツボとタッピングの回数を宿題用紙にメモし、持ち帰っていただきます。毎日タッピングをするたびに発達が期待できるからです。宿題を出した後は、三、四週間に一度連絡をいただいてフォローしています。

注1　プライミング
先に持っていた先行の記憶。

注2　療育手帳
自閉症スペクトラム症といって、⑴対人関係が苦手、⑵こだわりが強いという共通の特性の他に、言語の遅れのあるなしや個々の特徴を、一つの集合体とみる考え方がある。そういった人々への一人一人の特性に合わせた治療教育を「療育」という。この療育を受けられる人々に発行される手帳。手帳所持により、行政的な補助などの支援もある。

注3　神田橋先生の8の字
脳の疲れがあると先生が診断した場所を8の字に揺らされる方法。神田橋篠治ほか著『発達障害はなおりますか？』（花風社）「第4章　発達と教育・しつけ」を参照。

# 第7章 まとめ

## 気的診断のできる治療者の方々へのお願い

1　問題のある方がおられたら、まず、脳の三〇項目以上を気診して、脳の未発達がないかどうか見つけてあげてください。『ぜんぶわかる人体解剖図』（成美堂出版）、『よくわかる最新「脳」の基本としくみ』（秀和システム）などを参考にされれば、必要な脳の部位がわかると思います。有名大学卒だから、医師だから、大学教授だから、そんなの関係ありません。未発達は知的な面だけでなく情緒的にも大いにあります。ほとんどの場合タッピングで必ず発達しますから、かかる期間はまちまちですが、発達させてあげてください。

2　次にトラウマを取ってあげてください。たとえ「発達障害」と呼ばれている方でも、「脳の発達とトラウマを取る」ことのダブル進行で、ずいぶん変わっていかれます。

私の一七年の体験から得た独断と、連想と妄想による個人的な感想を書きます。今日まで、生きにくさを持った方々の体に残っているトラウマを掃除することによって、体も軽くなり、精神的にも自立していかれるお手伝いをさせていただけました。

脳の未発達の場所によって、いろいろな性格的な問題もでてくることがわかりました。発達への影響を親から受け継いでいることもあれば、妊娠中の母親の環境によって、その時期（月数）の発達すべき部分が阻害され、未発達になるらしいということもあると感じました。

脳の未発達はタッピングで改善することを知りました。

幼いころに親から受けたトラウマが、全身でその人の無意識を支配し、自分では思っていない方向に物事や感情が動かされ、問題を起こして、自分が苦しみ家族を困らせている方の多いことに気がつきました。

「母に抱きしめられた記憶がない」

「ほめられたことがない」

「いつもいつも、人格を否定されるようなことを言われた」

「ほかの兄弟と比べられていた」

「親に受け入れられたことがない」

大人の不用意な言葉が子どもにとって、その後の生活に影響を与えるようなトラウマになっていることがわかりました。

他にもこのような数々のトラウマを抱えて、不本意に生きておられる方がいらっしゃいます。これらのトラウマを掃除することによって、本来のその方に戻っていかれること、これこそが私が喜びとするところです。

性的虐待が幼児から大人まで、どれだけたくさんの女性の人生を不幸にし、男の子も含めた、その子どもたちの将来をむしばんでいるかを思い知らされます。多くの、特に権力のある男性がそれをいかに軽く考え、軽く扱っているかがわかりました。このことは、これからの日本国民がどうなるかを考えるとき、決してこのままにしておいてはいけないことだと思います。

DV加害者の脳には、以下のような未発達部分がよく見られます。

背内側前頭前野、前帯状回、眼窩前頭皮質の三か所が揃うと顕著なキレる脳や、自閉症スペクトラムの方の未発達脳に出てくる視床網様核、右脳の未発達で他者の感情がわからない、左脳の未発達で論理能力に欠ける方もありました。

さらに最も基本の脳幹です。この未熟はいわゆる動物の脳のままということです。

DV被害者の方々の根源のトラウマを捜していくと、加害者からのDV以前に、幼少期に親から虐待を受けている方々が多いことに気がつきました。

それ以来、私のトラウマ掃除は幼少期の親からのトラウマを出発点としています。

結局、DVと虐待の被害の連鎖に生じる不幸を少しでも止めるために、私たちには何ができるでしょうか。

私はこう思います。男性も女性も、女性を尊重し、女性の体を大事にすること、妊娠した母親が周囲から守られ、出産まで安心してゆったりした時期を過ごせるように、周りがサポートすることが大切です。

赤ちゃんが生まれたら、保護者（母親とは限りません）は二、三歳くらいまでは、心からの言葉をかけ、しっかりと抱きしめる、一緒に経験する、一緒に笑い、一緒に悲しむなどの、全面的な愛情で向き合うことが大切です。人間の成長と脳の発達には、共感の経験をたくさん積み重ねることが大切です。

ここでもまた、この保護者を周りの人がしっかりサポートすることが必要です。スマホやゲームに夢中になり、うわの空で子どもにしっかり向き合えない母親を多く見かけるようになりました。こんなことをしていると、問題のある人間を作ってしまうおそれがあります。

幼いわが子にきつく当たる母親がいました。自分の思うように子どもが動かなかったときにイライラして怒ってしまうのです。そのときを思ってタッピングしてもらうと、「あご（恥）」がでます。誰に対して恥ずかしいのか聞くと「こうでなければならない」に対してのようでした。子どもが人を叩いたり物をとったりするのかを聞くと、そんなことはしてないという。

「今、幼い彼に母親のあなたがすることは『ママは君が大好きだよ』とありのままを受け入れて見守ってあげること。抱きしめてあげること」と私が言うと、「難しい。どういうふうにするのかわからない」といいながら部屋をうろうろされます。彼女自身が今まで虐待されたり、阻害されたりで、親や姉妹、親戚に受け入れられたり、愛されたことがなく、経験がないのでどうすればいいのかわからないのです。

その幼児である息子を「かわいくない」と思うことがある、と言われます。そのときをイメージしてもらってチェックをすると、小脳、松果体、前帯状回、前頭前皮質、右前頭葉、右海馬、左海馬に共通して、恐怖、激怒、孤独の三つの感情が表れています。これは二〇数年来の彼女の人生への、男性からの虐待に対する感情だと思います。このような不幸な人をつくらないように、母親は、子どもと向き合ってほしいと思います。

脳は発達します。脳の未発達が原因ならば、いつからでもそれなりに発達します。やってみましょう。ただ早ければ早いほどいいのです。

ＤＶ加害者はもちろんですが、

• 自分が唯一正しい理解者だと、自分と同じ考えしか許さない人たち。

・自分の知らないことはないと思う人たち。
・弱いものを攻撃し、ますます貶《おとし》める人たち。
・人を自分の思い通りに支配したいと思う人たち。
・自分自身で自立して考えるのではなく、力のあるグループの中に入ってその価値観に流されながら、うまく権力を行使していきたい人たち。

こういう人たちのなかには、幼少期に母親、またはそれに代わる大人から、十分に受け入れられず、スキンシップを与えられず、愛されてこなかった人たちが多いようです。私が指テストをさせていただくと、社会的肩書がどんなに立派であっても、その根源に何か足りない空虚さや、怒りや孤独感がいっぱいにたまって不自由になり、はけ口を求めていることが伝わってきます。

他者を尊重できない、女性を尊重できないのは、自分が親に尊重されてこなかったからです。

私は今までずっと、トラウマによって、またはそうとは気づかず、生き難いと感じておられる方々が楽に生きていかれるためのお手伝いをしてきました。

いつか、こういう人たちがもっと自分自身をありのままに自由に表現しつつ、しあわせに生きていくお手伝いができればいいなと思います。

ただし、新興宗教の方（霊的なものを負っておられる方）、体に金属を入れておられる方（インプラントも含む）のお手伝いは無理なようです。私は霊能者でも占い師でも医師でもありません。自然治癒力を活性化するだけの、私の能力以上のことを要求される場合、私はなにもできません。この本を全部読んでくださった方には、どういう場合か具体例があるので分かっていただけると思います。

私も、年齢的にもう先もあまり長くはありません。

私と心を一つに、困っておられる方がたのために一緒に歩いてくださる方が、ご自分の技術に加え、私の技術を生かして下さることを願っています。

## 付 ― これまでの実績

私は開業をしているわけではありませんので、自由にいつでもどこでもセラピーをして回ります。これまでの実績を書くと次の通りですが、もう七八歳ですので、今後これを続けるのは無理かと思います。今まではこうでした。

場所：1．原則どこでも　2．福祉施設　3．NPO所在地
4．指定された場所　5．川村の自宅　6．依頼者の自宅
時間：1．原則必要な限りの時間　2．依頼者側の決められた時間
（今までの最高はお一人に八時間半、専門家の付き添い付き）
料金：1．無料　2．交通費のみ　3．福祉関係、NPO等申し出金額
4．五〇〇〇円
5．最初の一時間一万円、ただし時間制限なしで最高二万円まで

# おわりに

神田橋條治先生から、「あなたの技術がなくなってしまうのは惜しいから、書き残しなさい」とお勧めをいただいてから二年もかかってしまいました。

私は決して知的能力が高い方ではありません。毎回、この方にお楽になってもらうためには、何をどう工夫したらいいのかと考え実行した結果、ほっこりにっこりお帰りになるのがうれしいだけの只のカウンセラーセラピストです。

Windows 8 はこれから使えなくなるからと言われ、途中で買い替えたWindows10では、あっという間にポインターがどこかに行ってしまう、書き込んだと思ったら突然消えてしまう、上書き保存したいのに、「ファイルアクセス権エラー」と出てきます。こういうもろもろに翻弄され、どれだけ時間をロスしたことか。

神田橋先生は、「これでは初めて読む人にはわからん」と何度も根気強く見直してくださいました。書き直しもなかなかうまく進まず悩んでいる間も、「ヒントにならないか」と、ご自分の新著『発達障害をめぐって』や『心身養生のコツ』等、次々送ってくださいました。帯のお言葉も何例か書いてくださいました。ここまでしていただいても、とても先生の思いには届きません。けれど私ももう七八歳ですので時間がありません。ここで上梓させていただきたいと思います。出版社の方から、「著名な大先生を、こんなに使う人を初めて見た」と呆れられてしまいました。私の物わかりの悪さに、さすがの先生も音を上げておられると思います。

この本はすべてが神田橋先生のお陰でできました。私のセラピーを書き残すことをお勧めくださり、辛抱強くアドバイスを重ねて、ここまで導いてくださった先生には感謝の表しようもありません。本当にありがとうございました。

試行錯誤を重ねながらイラストを描いてくれた娘と、変更、変更を快く受けてくださった文理閣の黒川美富子さんに感謝します。

こんなつたない私の文ですが、第1章だけでもどなたかのお役に立つことができれば、幸いです。

二〇一九年五月二八日

川村　昌子

# 参考図書

以下の図書から学ぶことができました。感謝いたします。

『愉気法1』野口晴哉、全生社、一九八六年
『癒しの手』望月俊孝、たま出版、一九九五年
『タッチｆｏｒヘルス健康法』ジョン・シー（石丸賢一訳）タッチフォーヘルスジャパン出版部、一九九九年
『ＴＦＴ思考場療法入門』ロジャー・キャラハン、春秋社、二〇〇一年
『僕らはみんなキレている』篠原菊紀、オフィスエム、二〇〇一年
『まんが経穴入門』周春才編著（土屋憲明訳）医道の日本社、二〇〇四年
『タッピング・タッチ』中川一郎、朱鷺書房、二〇〇四年
『武田建のコーチングの心理学』武田建、創元社、二〇〇七年
『改訂　精神科養生のコツ』神田橋條治、岩崎学術出版社、二〇〇九年
『図解入門よくわかる最新「脳」の基本としくみ』後藤和宏監修、秀和システム、二〇〇九年
『ぼく、アスペルガーかもしれない』中田大地、花風社、二〇〇九年
『僕たちは発達しているよ』中田大地、花風社、二〇一〇年
『発達障害に気づかない大人たち』星野仁彦、祥伝社新書、二〇一〇年

『ぜんぶわかる脳の事典』坂井建雄・久光正、成美堂出版、二〇一一年
『ぜんぶわかる人体解剖図』坂井建雄・橋本尚詞、成美堂出版、二〇一一年
『プロが教える脳のすべてがわかる本』岩田誠監修、ナツメ社、二〇一一年
『からだは驚異の記憶装置　タッピングカウンセリング　マコ・川村の感謝帳』川村昌子、文理閣、二〇一四年
『発達障害の原因と発症メカニズム』黒田洋一郎　木村-黒田純子、河出書房新社、二〇一四年
『神経インパクト』原田晃、医道の日本社、二〇一六年
『自閉症スペクトラムの子どもたちをサポートする本』榊原洋一、ナツメ社、二〇一七年
『のほほん解剖生理学』玉先生、永岡書店、二〇一六年
『1《イチ》からわかるキネシオロジー』齋藤慶太、BABジャパン、二〇一一年
『心の声を体に聴いてトラウマ解消！　キネシオロジー入門』齋藤慶太、BABジャパン、二〇一二年
Anatomical illustrations by Peter Bachin, 1991
詳細解剖イラスト（神経系、血管系、リンパ系）川原群大、アプライ
『発達障害は治りますか?』神田橋條治ほか、花風社、二〇一〇年

著者紹介

川村　昌子（かわむら・まさこ）

1964年　神戸女学院大学文学部卒業
1964～1970年　日本航空スチュワーデス、グランドホステス
〔空白期間〕こども英語、フランス物産展、ユニバシアード、FESPIC、APEC等のコンパニオン
1986～2000年　専門学校非常勤講師
2001～現在　産業カウンセラー、ＴＦＴセラピスト
経絡をタッピングすることによって、人間のすべての面に自然治癒力を最大限発揮させる方法を開拓することに熱中。

訳書：『TFT思考場療法臨床ケースブック』スザンヌM.コノリー著（共訳、金剛出版）
著書：『からだは驚異の記憶装置！』（文理閣）

本文イラスト：桃

マコ・川村のタッピングセラピー
―からだは驚異の修復装置！―

2019年７月30日　第１刷発行
2023年２月28日　第３刷発行

著　者　　川村　昌子

発行者　　黒川美富子

発行所　　図書出版　文理閣
京都市下京区七条河原町西南角 〒600-8146
電話（075）351-7553　FAX（075）351-7560
http://www.bunrikaku.com

印刷所　　新日本プロセス株式会社

ISBN978-4-89259-851-7